# 歯科診療で知っておきたい疼痛管理と全身管理の基本

Synopsis of
basic systemic care
and pain management
for dentistry

高杉嘉弘

学建書院

## 新訂版の発行によせて

　日常の歯科臨床で遭遇するさまざまな合併症の多くは，患者の不安や痛みに起因する．合併症の予防には，疼痛管理と患者管理の基本的な知識と手技の実践が容易かつ最も有効であると考え，前著『歯科臨床医のための疼痛管理と全身管理の基本』では，多くのステップ写真とイラストを用いてその方法を示した．

　前著を上梓してすでに12年が経過したが，この間，歯科を受診する患者は大きく変わった．著しい高齢化と有病者の増加により，これまでにも増して安全な歯科管理のための配慮が求められている．疾病と今日の治療についての十分な理解が，全身疾患を有する患者の安全な歯科管理の基本であり，年初，『歯科診療で知っておきたい全身疾患の知識と対応』を上梓した．日常の歯科臨床では，疾患についての十分な理解のもとに，基本的な手技の実践が，疾患の増悪を生じさせないためにも重要である．本改訂では，見開きでステップ写真と解説を示すことで，理解をさらに容易にした．また，新しい情報を取り入れるとともに，今日，広く理解されるようになった救急時の対応について多くのページを割き，日常歯科臨床で接することの稀な全身麻酔は割愛した．

　全身疾患をもつ，もたないにかかわらず，患者の多くは歯科治療に伴うさまざまな不安をかかえている．苦痛を与えない歯科治療と，合併症を予防するための適切な対応は，患者と歯科臨床医との信頼関係を確立し，与えるメリットははかり知れない．既刊『歯科診療で知っておきたい全身疾患の知識と対応』とともに，本書が，患者の不安，そして歯科臨床医の悩みを少しでも解消することに役立つならば幸甚である．

2013年5月

高杉　嘉弘

もくじ

## 1 バイタルサインの診かた

脈拍の診かた　2
血圧測定　4
呼吸状態の把握　12
心電図　16
胸部の聴診　24
意識レベルの評価　26

## 2 静脈路の確保

穿刺しやすい静脈　30
点滴の準備　32
静脈確保　36
静脈注射　40
注射針による静脈確保　41
翼状針による静脈確保　42
筋肉注射　43

## 3 局所麻酔

歯科用局所麻酔薬と注射用器具　46
表面麻酔　50
浸潤麻酔　52
歯根膜内麻酔と周囲浸潤麻酔　54
伝達麻酔　56

下歯槽神経伝達麻酔にかかわる解剖　58
　　下顎孔伝達麻酔の実際　60
　　下顎孔伝達麻酔の問題点　62
　　下歯槽神経近位伝達麻酔法　64
　　後上歯槽枝伝達麻酔　66

## 4 精神鎮静法
　　笑気吸入鎮静法の準備　72
　　笑気吸入鎮静法の実際　76
　　静脈内鎮静法　80
　　静脈内鎮静法の実際　82

## 5 ペインクリニック
　　三叉神経痛　90
　　三叉神経麻痺　94
　　顔面神経麻痺　96

## 6 歯科治療が関与する全身的合併症
　　神経性ショック　100
　　血管収縮薬に対する過敏症　102
　　アナフィラキシー　104
　　過換気症候群　106
　　局所麻酔薬中毒　108

## 7 救急蘇生
　　一次救命処置（BLS）　114
　　気道異物の除去　116

用手による気道の確保　120
エアウェイによる気道の確保　122
人工呼吸　124
心臓マッサージ（胸骨圧迫）　128
自動体外式除細動器（AED）　132
二次救命処置（ALS）　134
歯科診療室に常備すべき救急薬　138

参考文献　141
索　　引　143

# 1 バイタルサインの診かた

　バイタルサイン vital signs は,「生命徴候」と訳される.
　歯科治療や手術を行う患者の「バイタルサインをとる」とは,「患者の身体が治療や手術侵襲に十分耐えられる予備力があるか否かを判断するための他覚的な情報を得る」ことをさし,「身体状態を把握すること」である. また, 偶発症発生などの緊急時での「バイタルサインをとる」とは,「生体機能の異常の所在と程度を明らかにする」ことをさす.
　本章では, バイタルサインを知る基本である脈拍の診かた, 血圧の測定法, 呼吸状態の観察, 胸部の聴診法, 意識レベルの評価法について学ぶ.

# 脈拍の診かた

　動脈が体表面近くを走っているところでは，血圧変動によって拡張，収縮を繰り返す動脈の拍動（脈拍）を皮膚の上から触れることができる．着衣で行われる歯科臨床では，手首での橈骨動脈，肘窩での上腕動脈，頸部での総頸動脈の触知が重要である．

### ◆総頸動脈の触れかた

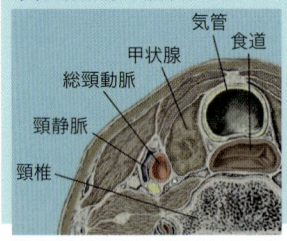
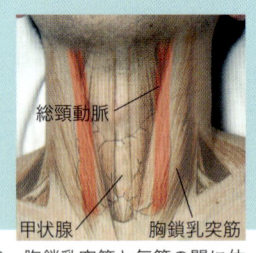

総頸動脈は頸椎の横突起の前方にあり，胸鎖乳突筋と気管の間に位置する．

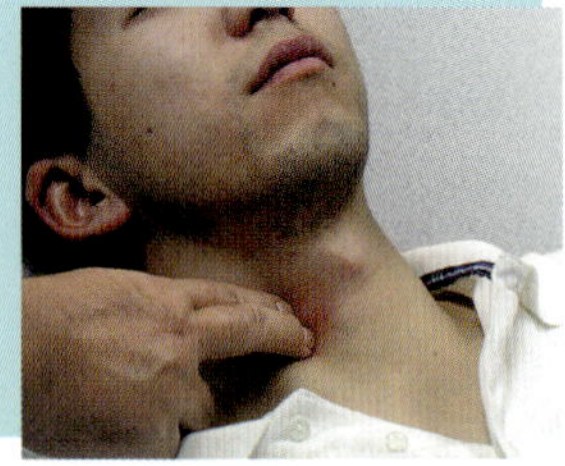

示指と中指をそろえ，気管に沿って進めると，指先に拍動を触れる．

### ◆橈骨動脈の触れかた

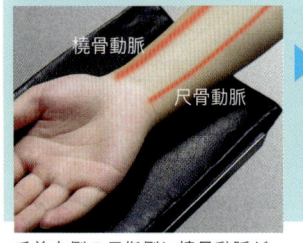
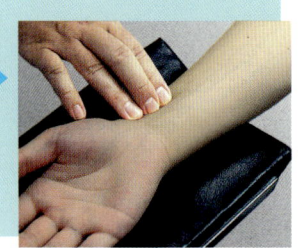

手首内側の母指側に橈骨動脈が，小指側に尺骨動脈が走行している．

示指，中指，薬指をそろえて動脈の上にのせ，拍動を触れる．

### ◆上腕動脈の触れかた

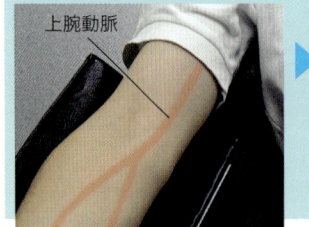
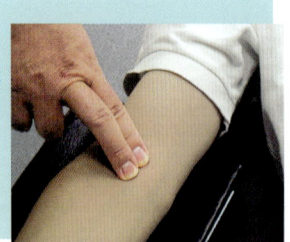

上腕動脈は，肘窩の尺側寄りを走行している．

脈拍は，示指，中指，薬指の3指で触れ，①脈拍数，②緊張度，大きさ，③拍動の変化の速さ，④リズムなどを評価し，左右差，上下肢差などについても注意する．

**脈拍数**

ふつう，成人の脈拍数は60～100拍/分で，これより多いとき（100拍/分以上）を頻脈，少ないとき（60拍/分以下）を徐脈という．ただし，スポーツ心臓とよばれるスポーツ選手によく認められる徐脈は正常である．また，幼小児では心拍数が多いのがふつうである．

**緊張度，大きさ**

強く圧迫することで脈が触れなくなることを緊張が強い（硬脈），軽く触れただけで脈が触れなくなることを緊張が弱い（軟脈）といい，最大血圧の大小を示す．また，拍動の大きさを脈圧（最大血圧と最小血圧の差）といい，大きい拍動を大脈，小さい拍動を小脈という．

血圧は，心臓に近いところでは高く，末梢に向かうにしたがって低くなる．このため，血圧の低下に伴って末梢に近い部位から脈拍は触知できなくなる．とくに，血圧低下時には，身体各部位で脈が触れるかどうかが血圧を推定する重要な手がかりとなる．

**拍動の変化の速さ**

短く衝撃的に強く触れるときを速脈，ゆっくり強くなるときを遅脈といい，血管や心臓の弁の異常を知ることができる．

**リズム**

リズムの不整は不整脈の存在を示し，正しく診断するためには心電図検査が必要である．小児に多く認められる呼吸のリズムに応じた脈の変動は，呼吸性不整脈（洞性不整脈）を示す．まったくリズムが一定しない絶対性不整脈は心房細動の存在を示す．

心室性期外収縮では，心拍出量の少ない期外収縮を弱い脈あるいは欠落として触れることができる．強い脈と弱い脈が交互に現れることを二段脈といい，心疾患が存在している可能性がある．心室細動や心室性頻拍では血圧が得られず，脈を触れることができない．

### Side memo

**脈拍と心拍** 心臓の拍動を心拍，動脈の拍動を脈拍といい，通常，心拍と脈拍は同期している．しかし，心室性期外収縮などの不整脈では心拍出量が少なくなるため，末梢動脈では拍動を触れず，脈拍の欠落が生じ，心拍と脈拍のあいだに差が生じる．

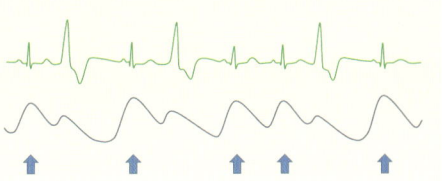

# 血圧測定

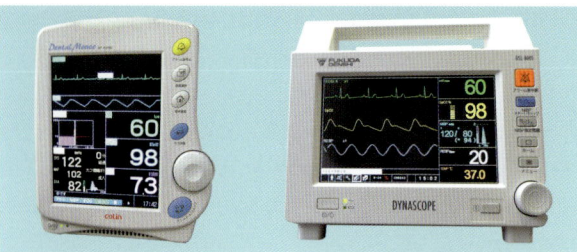

Dental Moneo BP-A308D
（オムロン コーリン）

Dynascope DSL-8001
（フクダ電子）

生体情報モニターは，血圧計，経皮的酸素飽和度計，心電図計を備える．RPP（rate pressure product）の表示，呼気炭酸ガス濃度測定，インピーダンス法による呼吸モニター，体温測定を行うことができ，テレメーター機能による監視，遠隔操作にも対応する機種がある．

◆マンシェットの選択と酸素飽和度計プローブの準備

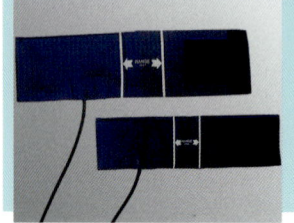
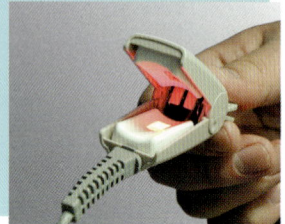

マンシェットには成人用と小児用とがあり，上腕の太さに応じて選択する．

酸素飽和度計プローブの発光部が赤く点灯していることを確認する．

◆設　定

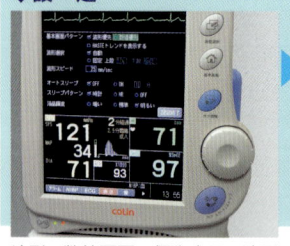
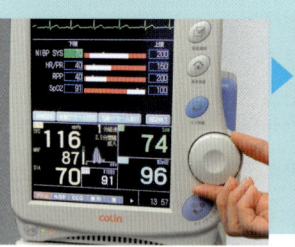
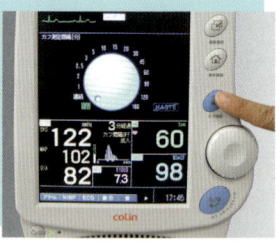

波形，数値画面の優先表示，波形表示の位置などを設定することができる．

設定ダイヤルによって，血圧，脈拍，RPP，酸素飽和度などのアラーム設定を行う．

測定間隔は，連続測定から3時間間隔まで細かく設定できる．

血圧を測定するとは，測定する部位での動脈圧を知ることであり，動脈圧は心臓の高さを基準（0 mmHg）として評価する．血圧は身体各部で測定できるが，上腕で測定するときは上腕での動脈圧，手首で測定するときは手首での動脈圧を測定しているので，異なる部位の血圧は同一ではない．一般に血圧は，心臓から離れるにしたがって低くなるが，血管抵抗の高い部位（硬い血管，あるいは指先のようにきわめて末梢に近い部位）では高くなる．血圧は重力の影響を受け，同一の部位でも，高く上げると低くなり，下げると高くなる．さらに，呼吸周期によっても上下する．

このように，血圧はさまざまな条件下で異なった値を示すことを理解したうえで測定値を評価する必要がある．

### 自動血圧計

今日，自動血圧計が臨床に広く用いられている．この理由として，次のことがあげられる．

1　測定精度が十分に高い．
2　心拍数を同時に測定できる．
3　測定間隔を設定することによって，治療を中断することなく血圧測定を行うことができる．
4　異常血圧などを示すアラーム機構を備えている．
5　血圧変動の記録が残る．
6　酸素飽和度，心電図などの測定を同時に行うことができる機種がある．

自動血圧計の測定部位として，上腕，手首，手指などが用いられているが，健康診断や他科での測定結果と比較，評価する必要があるときは，ほぼ心臓の高さで測定する上腕にマンシェットを巻くものが望ましい．選択するマンシェットの幅は，測定する上腕の太さに応じたものを用いる必要がある．家庭用の自動血圧計でも十分な精度があるが，臨床に使用する機器は上述の要件を考慮して選ぶことが望ましい．

手首での測定は，測定部位の違いから上腕での測定値とのあいだに差があること，上肢の動きによって測定値が変動したり，振動によって測定できないことがある．循環に異常のない患者の血圧変動の傾向を把握するためには有効であるが，治療中に体動しやすい患者や循環に異常のある患者では，測定値を評価する際に注意が必要である．

自動血圧計は，コロトコフ音を聴取しにくい低血圧時には測定できない．また，体動が激しいときは自動的に測定を繰り返すばかりで血圧値が得られない．このため，異常な低血圧の疑いのあるときや，自動血圧計が何回も測定を繰り返すときは，自動血圧計に頼らず，水銀血圧計を用いた聴診あるいは触診による血圧測定を行う必要がある．自動血圧計が広く用いられるようになっても，用手による正確な血圧測定法を修得することの重要性は変わらない．

# 血圧測定

◆血圧測定

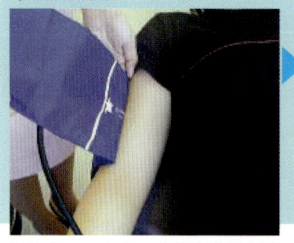 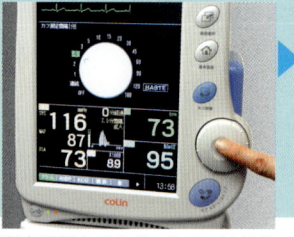 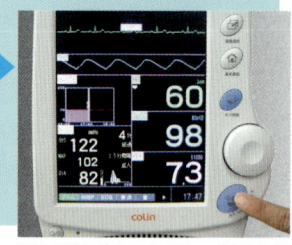

マンシェットを，内面の印が上腕動脈の上になるように巻く．

測定間隔を 2.5 分，あるいは 5 分に設定する．

測定開始ボタンを押し，測定を開始する．

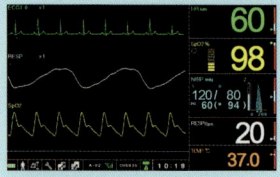 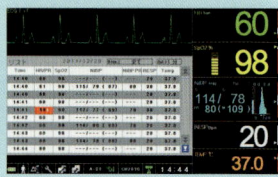 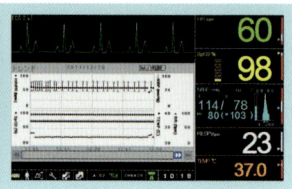

通常表示のほか，数値によるトレンド表示，グラフによるトレンド表示に切り替えることで，治療経過による血圧，脈拍，呼吸の変化を知ることができる．

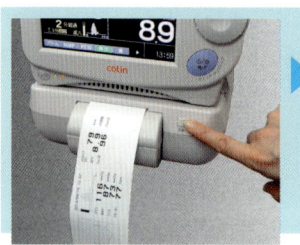 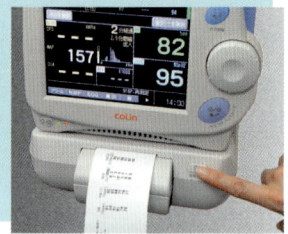

心電図を記録しているとき，通常表示で記録ボタンを押すことで，心電図波形，そのときの血圧，心拍数，RPP，酸素飽和度が記録される．

トレンド画面では，記録ボタンを押すことで，経時的な測定記録が印刷される。診療終了時には，この記録を保存するのが望ましい．

### 自動血圧計による血圧測定

使用するマンシェットの幅は，上腕の太さの 1.2 倍を基準とし，マンシェットに記されたマークが上腕動脈の上に位置するように巻く．多くの自動血圧計で用いられているオシロメトリック法による測定では，薄いシャツ程度の衣類の上からマンシェットを巻いても測定にほとんど影響せず，むしろ，袖をまくり上腕を圧迫すると正しい血圧値が得られない．厚い上着やセーターを脱がせる程度で血圧測定は可能である．

マンシェットから血圧計本体に連結するゴム管は，動脈壁の振動を本体に伝える役割をしている．この理由から，測定中に術者や介助者に触れないように配管する．

自動血圧計の多くは測定間隔を選ぶことができる．多くの血圧計は，はじめに設定されたマンシェットの加圧範囲より高い血圧であったり，ノイズによって測定ができなかったときは，さらに高く加圧してから再測定を行うようになっている．自動血圧計の 1 回の測定には 30 秒近くを要する．測定間隔が短い場合には連続して測定することになり，患者は上腕の疼痛を訴える．このマンシェット加圧による疼痛を最小限とし，血圧変動を十分把握するため，局所麻酔中や外科的治療中など，短時間に循環変動が予想されるときは 2.5 分間隔に，通常の治療中は 5 分間隔に設定し，患者の様子に異常が認められるときは随時マニュアルで測定を行う．

この測定結果はメモリーに保存され，プリンターに出力されるとともに，表示切替えによってさかのぼった記録をトレンドグラフや数値表示で参照することができる．

酸素飽和度も測定できる自動血圧計では，酸素飽和度測定用のプローブにより絶えず脈拍数が表示される．脈拍数が変動したとき自動的に血圧測定を行う機種もあり，患者の状態が重篤になる前に察知することが可能である．

自動血圧計には，血圧異常，脈拍異常を知らせるためのアラーム機能が備わっている．最大血圧については上限 160 mmHg，下限 90 mmHg，脈拍の上限 120 拍/分，下限 50 拍/分，酸素飽和度は上限 OFF，下限 95% 程度に設定するのが臨床的に適当である．

#### Side memo

**マンシェットの選択と測定値**　血圧測定に用いるマンシェットの幅によって血圧の値は大きく異なる．幅の狭いマンシェットを使用すると，皮膚，筋肉を介して動脈を圧迫して血流を止めるのに大きな圧力を要することから，血圧値は高くなる．一方，幅の広いマンシェットでは，広い範囲で圧迫できるため，少ない圧力で血流を止めることができ，測定値は低くなる．マンシェットの幅は，腕の太さを基準に選び，上腕外周長の 40％（上腕直径の 1.2 倍）とする．

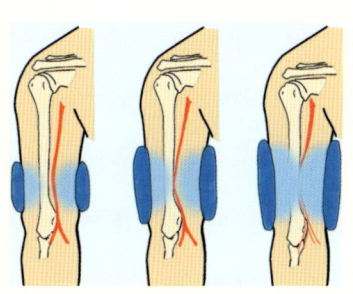

# 血圧測定

◆血圧測定

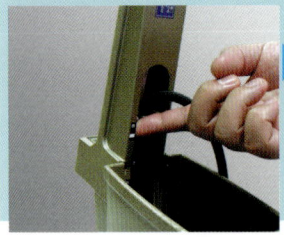
後面のレバーを上げる．

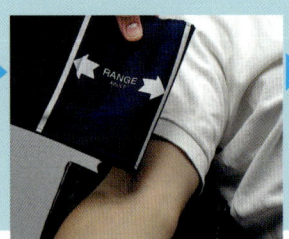
上腕の直径の1.2倍くらいの幅のマンシェットを選択する．

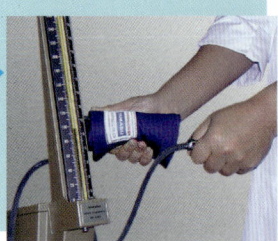
マンシェットを握って，カフを加圧したとき，水銀柱が下がってこないことを確認する．

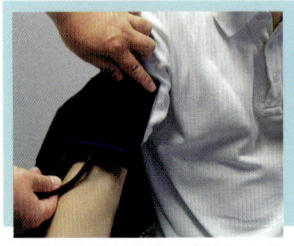
上腕の位置が心臓の高さになるようにする．

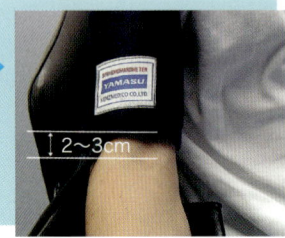
マンシェットの下端が肘窩の2～3 cm上になるようにし，ゴム管は肘窩にかからない位置にする．

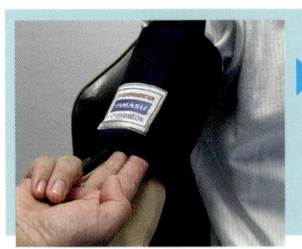
指が1，2本ようやく入るくらいに，きっちりとマンシェットを巻く．

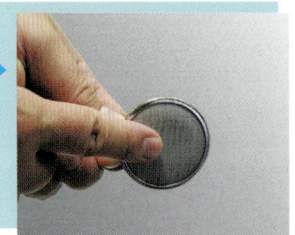
聴診器は膜型を用いる．膜面を軽く触れて，聞こえることを確認する．

## 聴診による血圧測定

ロシアの生理学者コロトコフが圧迫帯内の圧変化と血管雑音を研究し，聴診法による血圧測定法を考案した．これにちなんで聴診法で聴取される血管音を，コロトコフ音とよぶ．水銀血圧計やアネロイド型血圧計を用いた血圧測定では，集音面積が広く，集音面が皮膚と完全に密着していなくても微弱な血管音を聴取しやすい膜型の聴診器を用いる．

1　聴診法により血圧測定を行う前に，聴診器の膜面を指で軽くたたき，音が聞こえることを確認する．
2　マンシェット（ゴムのう）の下端が肘窩の2～3 cm上に位置し，カフと皮膚の間に指が1～2本入る程度にしっかり巻く．
3　肘関節を伸展させ，測定部位を心臓と同じ高さにする．
4　橈骨動脈を触れながらカフを加圧し，脈が触れなくなるときの血圧計の目盛を読み，すみやかに減圧する．
5　肘窩で上腕動脈を触れ，その部に強く動脈を圧迫することのないように聴診器の膜面を軽く密着させる．このとき聴診器は，マンシェットに触れたり，マンシェットの下に挿入してはいけない．
6　触診法で橈骨動脈を触れて測った血圧より20～30 mmHg高くなるようにカフを加圧し，徐々に減圧する．最初に低調清音な血管音（コロトコフ音）が聞こえたときの血圧を最大血圧とし，スワンの第1点という．その後，減圧とともにコロトコフ音の強さと性状が3回変化し，ある点で急に減弱（スワンの第4点）し，ついにまったく聞こえなくなる（スワンの第5点）．この第5点を最小血圧とするが，圧を0 mmHgまで下げても血管音が聞こえるときは，第4点の血圧を併記する（たとえば140 / 46-0のように記載する）．

日本循環器管理研究協議会血圧小委員会報告では，上記にあげた注意点のほかに，表に示すような聴診法での血圧測定の正しい手技をすすめている．

## 触診による血圧測定

上腕にマンシェットを巻き，橈骨動脈上で脈拍を触れながらカフを加圧することで，血圧（最大血圧）をおおまかに推定することができる．この方法は，聴診器によってコロトコフ音を聴き取りにくい乳幼児や，低血圧や体動のために自動血圧計で測定できないときに有効である．

心臓から離れるにしたがって動脈圧は低くなる．このことから橈骨動脈，上腕動脈，総頸動脈などを順に触れることで，低血圧時に循環を維持できる血圧があるか否かを即時に判定できる．各部位で触知可能なおよその血圧は，橈骨動脈で70～80 mmHg，上腕動脈で60～80 mmHg，総頸動脈では40 mmHgである．総頸動脈が触知できないときは，脳血流量が維持できず，臨床的に心停止と診断し，ただちに救急蘇生を開始する必要がある．

# 血圧測定

◆橈骨動脈触知による最大血圧の測定

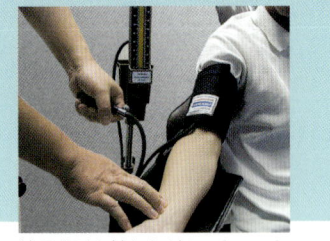

橈骨動脈を触れながら，カフのねじを締め，加圧する．拍動が触れなくなる目盛を読み，圧を，いったん 0 mmHg に落とす．

◆聴診器による血圧測定

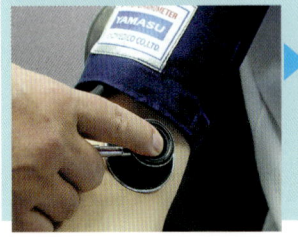
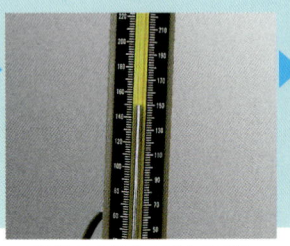
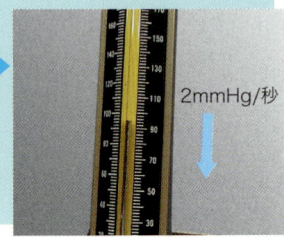

上腕動脈拍動の触れる位置に聴診器の膜面を当てる．聴診器をマンシェットの中に入れてはいけない．

触診での最大血圧より 30 mmHg 上まで加圧する．

聴診器を軽く押さえて聴診しながら，2 mmHg / 秒でマンシェット圧を下げる．

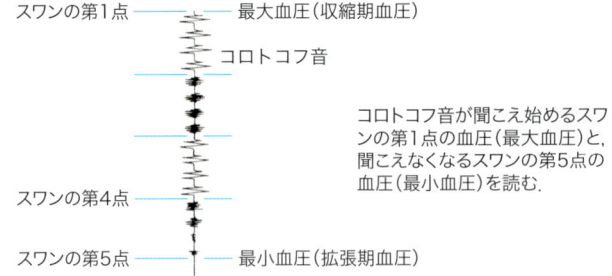

スワンの第1点 ── 最大血圧（収縮期血圧）
コロトコフ音
スワンの第4点
スワンの第5点 ── 最小血圧（拡張期血圧）

コロトコフ音が聞こえ始めるスワンの第1点の血圧（最大血圧）と，聞こえなくなるスワンの第5点の血圧（最小血圧）を読む．

10

## 血圧測定法

1. **測定機器**
   (1) 点検[*1]済みの水銀血圧計を用いる.
   (2) マンシェットは, カフの幅が13 cm, 長さは22〜24 cmのものを用いる[*2].
   (3) 膜型の聴診器を使用する[*3].

2. **測定の条件**
   環境の条件
   (1) 静かな部屋で, 室温は寒さ暑さを感じない程度に保ち, 20〜25℃とする.
   被検者の条件
   (1) 測定前の運動, 食事, タバコ, 寒冷ばくろなど, 血圧測定値に影響があると考えられる条件をさけるようにする.
   (2) あらかじめ排尿させ, 測定前5分間以上の安静[*4]をとったあとに測定する.
   (3) 体位は椅子の坐位とする. 仰臥位の場合はその旨記録する.
   (4) 測定部位は右上腕とし, 左の場合は記録する.
   (5) 上腕を緊迫する衣服を着ている場合は脱衣のうえ, マンシェットを巻く.

3. **測定方法**
   (1) 水銀血圧計を垂直に置く.
   (2) マンシェットの中の空気を完全に抜き, カフの中央が上腕動脈にかかるように巻く. 巻き方は, ゆるからず, かたからず, きちっと, マンシェットの下端が肘窩の2〜3 cm上になるように巻く.
   (3) 測定の際には肘関節を伸展させ, 測定部位の高さは心臓と同じ高さにする.
   (4) まず, 触診法で最大血圧を推定し, いったんマンシェット圧をゼロに落とす. さらに, 触診法による推定値より30 mmHgに上げてから, 聴診法で最大血圧および最小血圧を測定する[*5].
   (5) 水銀を落とす速度は, 血圧測定付近では1拍動2 mmHgとする.
   (6) 最小血圧は第5点とする[*6].
   (7) 目の高さは目盛と同じ高さにする.
   (8) 測定値の末尾の数字の読みは, 偶数値読み (2 mmHg単位) とし, 中間の場合は低い値とする[*7].

[*1] 点検内容
　1) 水銀血圧計を垂直の位置において, 圧力を加えないときは, 常に指針がゼロ位に戻っていること.
　2) 使用する血圧計全部を連結して送気を行い, 度目200 mmに達したとき弁を閉じ, そのまま3分間静置しても水銀柱が2 mm以上下降してはならない.
　3) つぎに弁を全開したとき, すみやかに1秒程度で指針がゼロ位に戻ること.
[*2] JIS (日本工業規格) に準拠する.
[*3] 聴診器は, マンシェットに触れたり, または下に挿入しないようにする.
[*4] 測定前5分以上の安静とは, 測定前測定状態で5分以上の安静という意味で, 体位の変化があってはいけない.
[*5] 加圧は連続的すみやかに行い, 再測定に際しては, 圧をゼロに戻して加圧し直す.
[*6] 第4点を測定し, 記録することが望ましい.
[*7] 同時に連続して2回以上血圧を測定したときは, 測定値のとり方を明記する (何回目の値か, 平均か, 高い方か, 低い方など).

(血圧測定の手技に関する研究, 日本循環管理研究協議会雑誌 15：33-34, 1980より)

# 呼吸状態の把握

◆ 頸部の聴診による気道のモニタリング

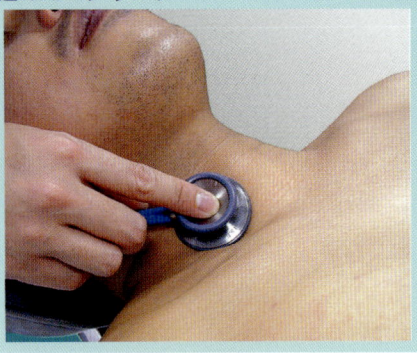

頸部に聴診器を当て，呼吸音を聞くことで，気道が開通しているか否かを知ることができる．また，雑音によって咽頭付近での水や血液の存在も推定できる．

◆ 気道閉塞時の胸郭の動き

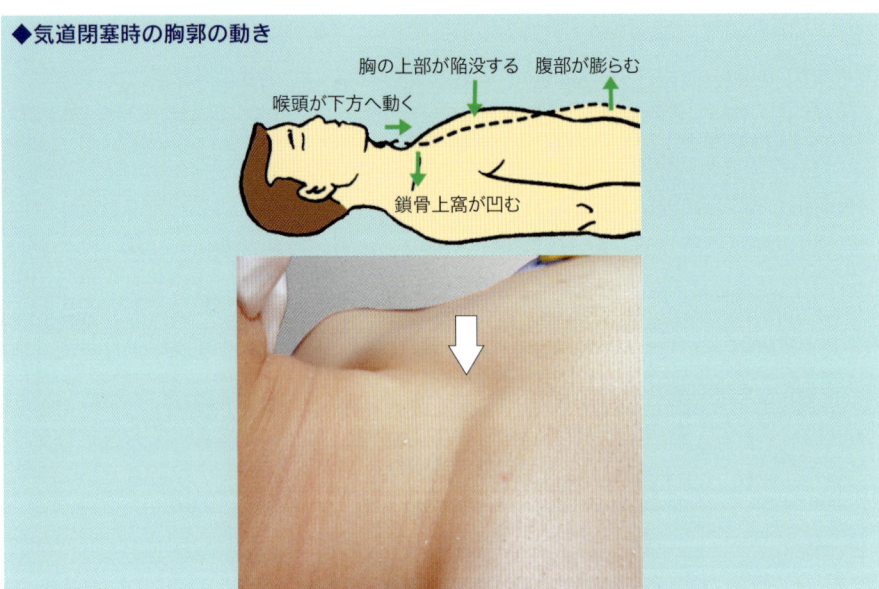

上気道で閉塞が生じたときは，吸気時に胸が上がったときに腹部が下がり，呼気時には逆に胸が下がったときに腹部がもち上がるシーソー呼吸が生じる．また，吸気時には胸骨の上のやわらかい部分が陰圧によって陥凹する tracheal tug が現れる．気道閉塞の重要なサインである．

生体が必要とするエネルギーのほとんどすべてが吸気によって取り込まれる酸素を必要とすることから，呼吸の抑制はただちに生命の維持にかかわる．
　呼吸運動は，外界から酸素を取り込む吸気運動と，生体内で産生された炭酸ガスを排泄する呼気運動からなる．生体内に酸素を取り込むために必要なことは，①口あるいは鼻から肺胞に至る気道に閉塞がなく，②胸郭を形成する筋，肋骨などが正常に機能し，③肺胞でのガス交換が適正に行われることである．
　患者は歯科治療中，口で呼吸を行うことを抑制されている．また，口腔内で用いられる器具，器材や薬物，切削に用いられる水，観血的処置に伴う血液などによって絶えず気道が閉塞される危険がある．さらに，歯科治療中の全身疾患の急性の増悪が生じたり，静脈内鎮静法などで投与される薬物の影響によって呼吸が抑制される可能性がある．
　このように，歯科治療自体が呼吸に大きな影響を与える行為であることから，治療中の呼吸のモニタリングは欠かせない．
　中枢神経が酸素供給の途絶に耐えられる時間は3〜4分である．安全に治療を行うためには絶えず気道が開通していることを知ることが重要である．

## 気道のモニタリング

　意識のある患者で気道閉塞が生じたときは，苦しそうな表情で手を喉に当てるチョークサインがみられるため，気道閉塞が生じたことを知るのは容易である．しかし，脳血管障害などの中枢神経系の疾患があったり，鎮静薬の投与によって意識レベルが低下している場合には，このサインがみられないことがある．
　閉塞が生じているか否かを知るための簡単な方法は，呼吸音の聴取である．
　呼吸音の聴取には，耳を患者の口に近づけて聞く方法があるが，外部からの雑音によって判別しにくい場合が多い．確実に聴取する方法は，喉頭（声帯）近くの頸部に聴診器を当てることである．
　異物や舌根沈下によって気道が完全に閉塞しているときは，呼吸運動によって規則的に胸が上下していても，呼吸音は聴取できない．また，一部気道が開通しているときは，呼吸運動と同期して，狭窄部を空気が通るときに生じる雑音を聞くことができる．これは就寝時に舌根が沈下したり，軟口蓋の緊張が弱くなって生じる「いびき」と同じ雑音で，さらに，水や分泌物，血液などが咽頭部に貯留しているときは，泡立つような音が聞こえる．
　気道が完全に閉塞しているときや，わずかに気道が開通しているときは，血液の酸素化が障害されるため，まもなくチアノーゼ（口唇や爪が青紫色になる）がみられるようになる．チアノーゼが現れたときは，ただちに原因の除去とともに気道の確保，酸素吸入を行い，人工呼吸に備える．

# 呼吸状態の把握

◆酸素解離曲線

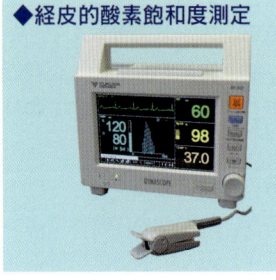

動脈血
$PO_2=98mmHg$
$SO_2=97\%$

組織に酸素を受け渡すためには，60〜70 mmHg の動脈血中の酸素分圧が必要である．このときの酸素飽和度は 90〜95％であることから，酸素飽和度が 90％以下を示したときは重大な酸素不足状態に陥っていることを示している．95％以下になったときアラームが鳴るように設定するのがよい．

◆経皮的酸素飽和度測定

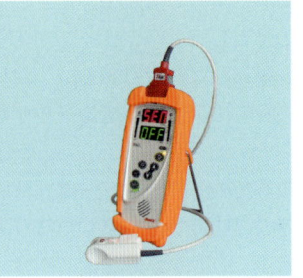

歯科治療を行いながら酸素飽和度を確認できる，表示部分がプローブと離れた生体情報モニターやパルスオキシメーターが望ましい．
MASIMO Rad-5（マシモジャパン）には，アラーム機能がついている．

Dynascope DSL-8001
（フクダ電子）

MASIMO Rad-5
（マシモジャパン）

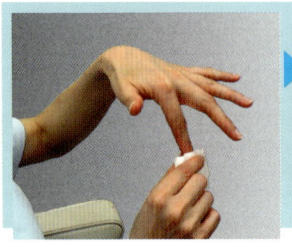
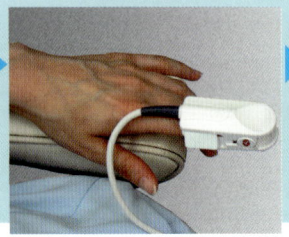
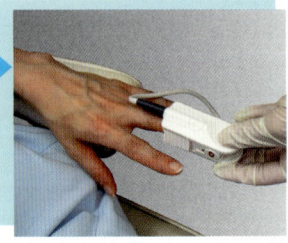

マニキュアをしているときは，落としてから装着する．

プローブを指に装着する．どの指でもよい．

脈波波形が安定しなかったり，健康な患者で酸素飽和度が 97％以下のときは，指を替えてみる．

**経皮的酸素飽和度測定**

酸素飽和度の測定は，呼吸系のモニタリングとしてきわめて有用であり，呼吸器系の予備力を推定したり，なんらかの偶発症によって呼吸抑制が生じたときの緊急度を知る重要な手掛かりとなる．

　肺で血液に取り込まれた酸素の多くは，赤血球中のヘモグロビンと結合して組織に運搬される．すべてのヘモグロビンが酸素と結合したとき酸素飽和度が100％であるという．正常な動脈血の酸素飽和度は97〜98％で，ほとんどのヘモグロビンが酸素で飽和されているが，組織に酸素を渡したあとの静脈血では90％程度まで低下している．

　臨床に広く応用されている経皮的酸素飽和度計（パルスオキシメーター）は，指先に付けた小さなプローブによって，連続して酸素飽和度を知ることができる．経皮的酸素飽和度計が付属している自動血圧計が多く市販されている．

　経皮的酸素飽和度計を装着し，息ごらえによる酸素飽和度の変化を調べてみよう．

　ふつうに大気を呼吸している状態での酸素飽和度は97〜98％を表示する．ここで苦しくなるまで息をこらえていると，酸素飽和度は徐々に減り，96％程度で我慢できなくなり，95％に下がるまで耐えるのはむずかしい．このように，わずか5％程度の酸素飽和度の低下でさえも生体に及ぼす影響は大きい．

　歯科治療中，歯科医師は，歯冠形成や印象採得時に息ごらえや鼻呼吸を要求するが，このようなとき酸素飽和度が96％程度まで低下することがある．また，意識レベルが低下する静脈内鎮静法中に酸素飽和度の低下をみることはまれではない．酸素飽和度の低下の影響は，呼吸器系の予備力の少ない患者では重大である．

　アラーム機能が備わっている酸素飽和度計では，下限を95％に設定するのが呼吸抑制による合併症を予防するうえで有効である．ただし，酸素飽和度の低下は，血液中の酸素がある程度消費された結果であり，気道閉塞が生じるとただちに低下するのではないことを忘れてはならない．アラーム機能に頼ることなく，呼吸運動や呼吸音の変化に絶えず気をつけている必要がある．

# 心 電 図

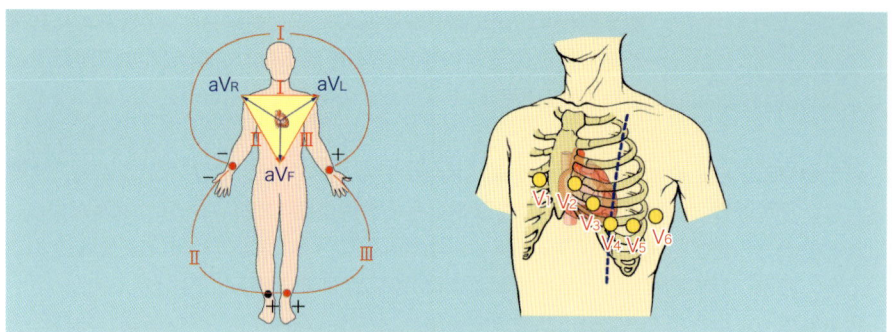

標準12誘導心電図によって，心臓の刺激伝導のようすを前頭断，矢状断の方向から知ることができる．

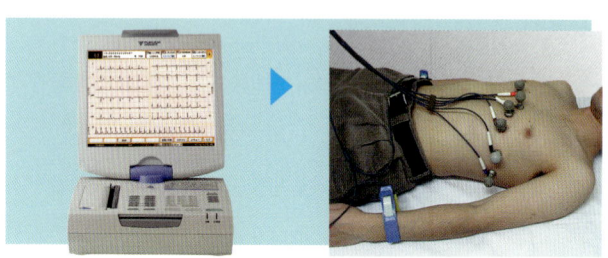

**標準12誘導心電図計**
CardiMax8 FCP-8800
（フクダ電子）

電極は四肢（四肢誘導）ならびに胸部（胸部誘導）につける．

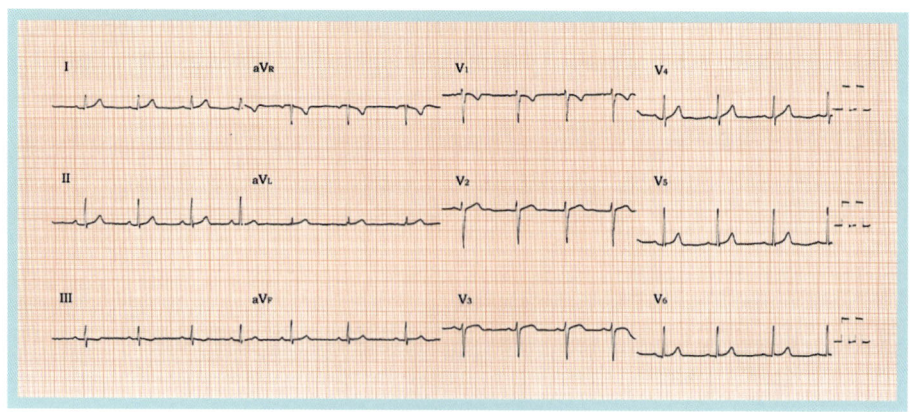

標準12誘導心電図の心電図波形

近年，さまざまな循環器疾患をかかえる患者が，大学病院や病院歯科以外にも，一般の歯科医院を受診する機会が多くなっている．このことは，麻酔科や口腔外科ばかりでなく，一般歯科に携わる歯科医師にも循環器疾患患者に対する診断，管理が要求されることを示している．
　心電図によって，不整脈の診断，心筋虚血の評価，心機能に影響を及ぼす電解質の異常などを知ることができる．とくに，心疾患を有する患者に対する歯科治療では，治療を行う前に，歯科治療が心疾患に影響を与えるか否か，心疾患を悪化させないためにはどのような管理法が必要であるか，あるいは，より高次の施設に治療を依頼すべきかなどを判断するために，心電図診断は欠かせない．また，治療中には，心電図モニターによる早期の異常の発見と，異常に対する適切かつ迅速な対応が必要である．
　今後さらに高齢有病患者が増加すると考えられることから，循環器疾患患者の一般歯科診療所への受診者が増え，治療中の心電図モニターを必要とする機会も増加するであろう．

### 標準12誘導とモニター誘導

　心電図は，心臓の収縮に伴う心筋内の電気の流れを体表面からみたものである．一般的な心電図検査では，四肢誘導と胸部誘導による標準12誘導心電図が用いられる．しかし，手術中には，電極の装着が煩雑で，術野を妨げ，また，手術による雑音が混入しやすいなどの理由から，標準12誘導心電図が使用されることはきわめてまれである．
　手術中の心電図モニターは，①心拍数の変化を知る，②不整脈の存在を知る，③心筋の虚血を知る，④刺激伝導系の異常を知る，などの目的で用いられる．
　通常，手術中の心電図誘導には，術野を妨げない胸部の3か所につけた電極による双極誘導が用いられ，これをモニター誘導という．術前に明らかな心電図異常がない患者では，心電図波形を観察しやすいⅡ誘導に準じたモニター誘導，また，術前の心電図検査で異常が認められた場合には，標準12誘導のなかで最も変化が現れやすい誘導に近いモニター誘導が使用される．
　外来の診療室で行う歯科治療で，患者の胸部に電極を貼ることには抵抗があるが，3つの電極を両手首に装着することで，左手と右手のあいだの電位差を測るⅠ誘導に準じたモニター誘導は可能である．

### 歯科治療中の心電図誘導

　治療前の標準12誘導によって明らかな特徴のある心電図変化が特定の誘導にみられるときは，これを反映するモニター誘導を用いる必要がある．しかし，歯科治療の前に詳細な心電図検査を行うのはまれであることから，通常の歯科治療では，この両手首に電極を装着するⅠ誘導に準じたモニタリングがすすめられる．

# 心 電 図

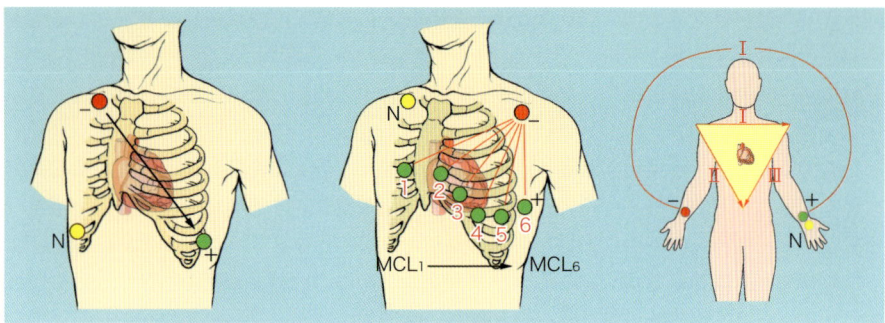

標準12誘導に対応するモニター誘導での心電図電極の位置

◆歯科診療室でのモニター誘導

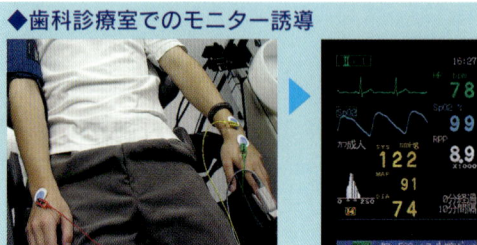

歯科診療室では，両手に心電図電極を貼ることで，容易にⅠ誘導に近似した心電図波形が得られる．

心電図計を備えた自動血圧計での心電図モニター画面

◆心電図波形の名称

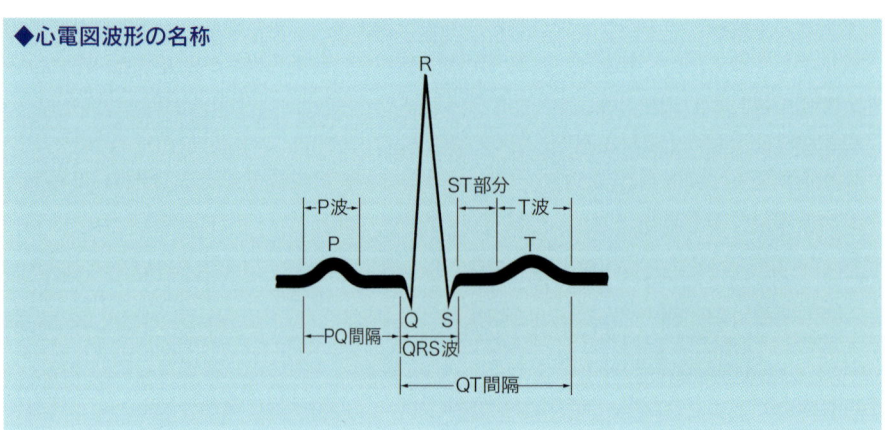

18

## 正常な心電図

異常な心電図は，その原因によって多くの種類があり，歯科臨床を行ううえですべてを理解する必要はない．歯科治療のなかで心電図をみるときに重要なことは，異常な心電図であるか否かを見極めることである．そのためには，正常な心電図波形について知っておくことが必要である．

心筋の収縮は，特殊心筋である刺激伝導系を構成する，右心耳にある洞結節 → 心房と心室の間にある房室結節 → ヒス束 → 左右心室の脚 → プルキンエ線維への電気的な興奮伝導によって引き起こされる．心電図はこれらの興奮伝導に伴って生じる心筋の活動電位の流れを記録したもので，心房，心室の収縮過程に伴って特徴のある波形が記録される．

心電図に現れる波は P, Q, R, S, T, (U) と名づけられ，P は左右心房の興奮，QRS は心室の興奮，T はそのさめる過程を示し，正常な心電図では，それぞれの波の方向，大きさ，幅がほぼ一定である．

モニター上に現れる心電図波形は，2.5 cm／秒で動く．また，1 mV の較正波が 10 mm になるように調整しておくと診断が容易である．

**P**：心房の興奮を示すなだらかな波で，正常な心電図では aVF 以外の誘導では陽性（上向き）で高さ 2.5 mm 未満，幅 0.10 秒（2.5 mm）未満で，心室の興奮を示す QRS の前にある．

**PQ**：P の始まりから QRS の始まりまでの間隔で，正常範囲は 0.12 ≦ PQ ≦ 0.2 秒

**QRS**：心室の興奮に伴う鋭い波で，最初の陰性波を Q，陽性波を R，2 番目以降の陰性波を S とよび，見た感じで小さい波を小文字，大きければ大文字で表す．正常な QRS は，幅 0.08 秒（2 mm）で，Ⅰ誘導やⅡ誘導では小さい q を伴い，大きい上向きの R と小さい s からなる．QRS の高さは 35 mm 以下が正常で，これより高いときは心肥大を疑う．胸部誘導での R は，右心室を示す V1 では小さく，左心室を示す V6 まで徐々に大きくなる．

**ST**：正常心電図では基線と一致しているが，2 mm までの上昇は健常者でもみられることがある．低下はすべて異常所見である．

**T**：$aV_R$ を除いてすべての誘導で上向き（陽性）である．ただし，若年者や女性では $V_1$，$V_2$ で陰性のことがある．

**RR 間隔**：心収縮を表す QRS と次の QRS の間の間隔を示す．正常な調律では一定であるが，期外収縮や心房細動では不規則な間隔となる．

# 心 電 図

### ◆心筋虚血を示す心電図

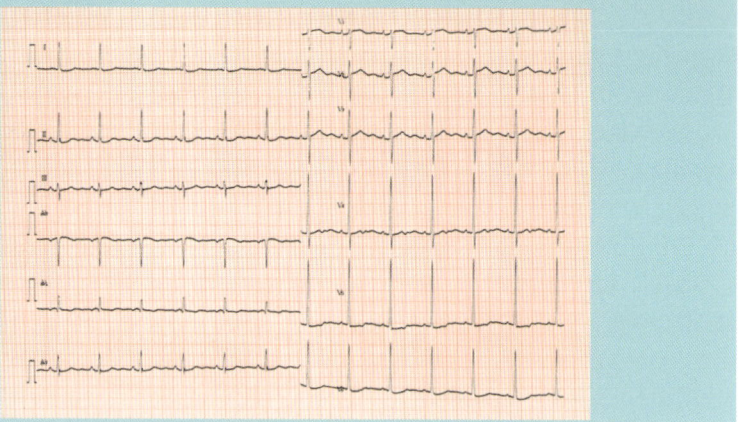

心筋虚血を伴う場合，STの低下が現れることが特徴である．しかし，冠動脈の器質的狭窄を伴わない狭心症患者では，発作時以外は正常心電図波形を示すことがほとんどであるので，心電図所見のほかに十分な既往の聴診を行うことが患者管理のうえで重要である．
この心電図では，Ⅰ，Ⅱ，aVL，V6，V7においてSTの低下が認められる．

### ◆心筋梗塞を示す心電図

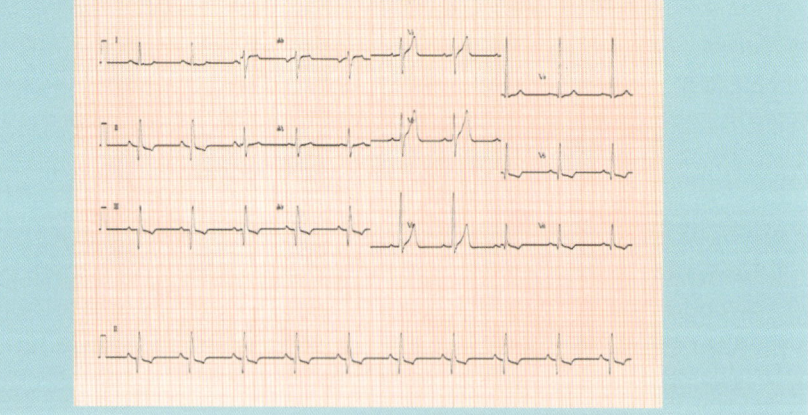

心筋梗塞をきたしたとき，心電図上にはきわめて特徴的な変化が現れる．このうち異常Q波と冠性T波は発作後長期にわたってみられることから，心筋梗塞の既往の診断に重要である．
この心電図では，Ⅱ，Ⅲ，aVFに深いQと陰性Tが認められ，過去に下壁梗塞があったことを示している．

内科的に治療されていても，歯科治療によって重篤な合併症を引き起こす可能性のある，いくつかの心電図異常について解説する．

## 虚血性心疾患

狭心症や心筋梗塞の発作を起こしてすぐに，患者が歯科診療室を訪れることはほとんどない．しかし，過去に発作があったが現在は自覚症状のない患者や，内科的に治療を受けて自覚症状の消えている患者が来院することは珍しくない．

また，過去に心筋梗塞の発作があったが自覚しなかった（無症候性心筋梗塞）患者が来院することもある．

虚血性心疾患は，①冠状動脈の閉塞はないが，運動やストレス，薬物などによって狭窄を起こし，短時間の胸痛や圧迫感を自覚する狭心症と，②冠状動脈の閉塞によって心筋の壊死，心機能不全，激しく緩解しない胸痛を生じる心筋梗塞とに大別できる．

心筋梗塞の既往のある患者では，心筋壊死による機能不全が存在するため，歯科治療を行う時期，診療内容に慎重な検討が必要である．一方，狭心症の症状は冠拡張薬の投与と酸素吸入によって緩解するが，狭心症患者の多くは，冠状動脈の粥状変性による器質的な狭窄が認められ，心筋梗塞に移行する危険性が指摘されている．歯科治療に先立つ十分な診査，とくに，心電図による診断は欠かせない．

心筋の虚血では，ST部分に異常が現れる．心筋の酸素需要と供給のバランスのくずれによって生じる狭心症では，発作中にSTに変化が現れ，①冠状動脈の器質的狭窄による労作性狭心症ではSTの低下と陰性のTが生じ，②冠状動脈の攣縮を原因とし，早朝に症状の現れることの多い異型狭心症ではSTの上昇が生じる．

しかし，狭心症のST変化は発作時のみに現れ，非発作時には正常心電図を示すので，狭心症患者の心電図が正常であるからといって発作の心配がないということではない．

とくに高齢患者では，狭心痛を自覚したことがなく，日常生活になんら支障がないにもかかわらず，心電図上にSTの低下を示すことがある．このST低下も心筋虚血を表すものと考えてよく，歯科治療では狭心症患者と同様な注意が必要である．

## 心筋梗塞

冠状動脈の閉塞によって生じる心筋梗塞では，その経過とともに心電図上に特徴的な変化が現れる．

心筋梗塞の発症時には，突然の激しい胸痛とともに，深く幅の広いQ（異常Q），ST上昇，陰性のT（冠性T）が現れ，また，心室性不整脈の生じることが多く，致死的な結果をきたしやすい．ST上昇は数週間から数か月で改善し，STの上昇は数日から1週間後には冠性Tとよばれる陰性の波となり，1年以上経過すると正常に戻る．しかし，深いQは年を経ても消えず，過去に心筋梗塞があったことを知る手がかりとなる．

# 心電図

◆心房細動を示す心電図

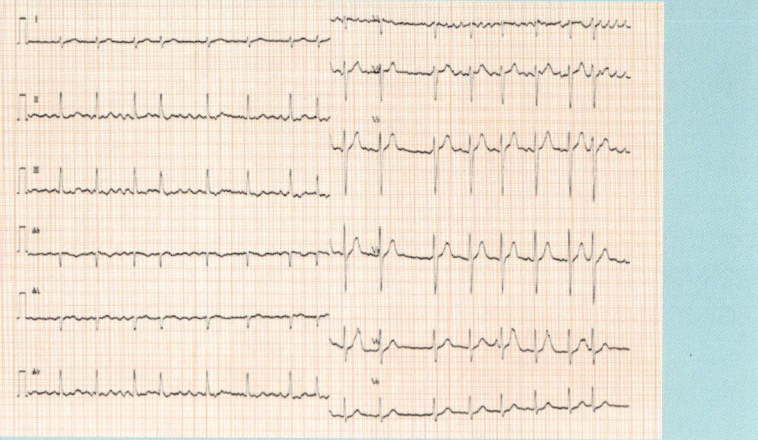

心房細動は絶対性不整脈として脈を触れることができる．心房細動を示す患者は，頻脈発作による心不全をきたすだけでなく，抗凝固薬の服用による出血傾向をきたす可能性がある．

◆心室性期外収縮，ペースメーカーを使用している患者の心電図

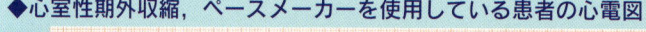
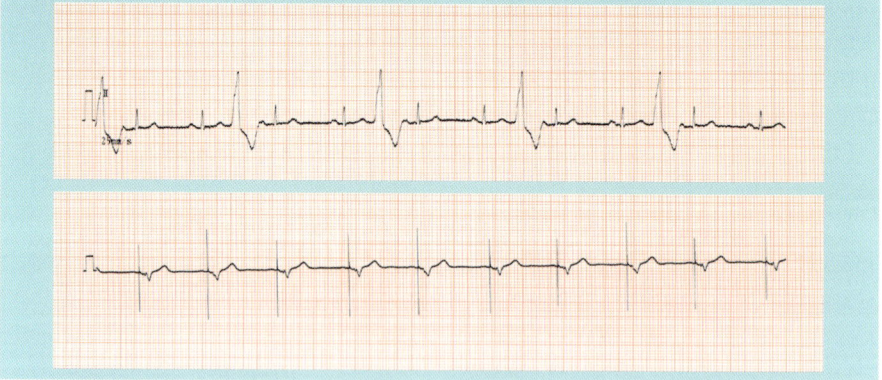

心室性期外収縮（上）は正常なヒトでも現れるが，その頻度が多い場合は心拍出量の低下をきたしたり，さらに重篤な不整脈に進展する可能性がある．徐脈性不整脈患者では体内植込み型心臓ペースメーカーを使用していることがある．このとき，心電図上ではペーシングに一致したスパイクをみることができる（下）．ペースメーカーを使用している患者への電気メスなどの使用は，ペースメーカー機能を損なうことがあるため，十分な注意が必要である．

### 心房細動

洞結節での規則的な調律がみられず，心房のさまざまな場所から不規則な信号が発生することがあり，この状態を心房細動とよぶ．心房細動では，心房でのリズムがまったく不整で，ときに速くなり，心拍数も1分間に100～200回に達して失神を起こしたり，心室内に血栓を生じる．

心房細動の心電図では，不規則な間隔のPが現れ（f波），心室の収縮を示すRR間隔にも規則性はみられず，脈を触れると，まったくリズムの不整な絶対性不整脈を触れる．

心房細動患者に歯科治療を行うときは，心拍数が60～80回/分にコントロールされていることを確認しながら行う必要があり，観血的な処置を行うときは，内科主治医とのあいだで抗凝固療法についての十分な打ち合わせが必要である．

### 心室性期外収縮

心室性期外収縮では，正常調律の間に突然RR間隔の短い，早期に出現するPを伴わない幅の広いQRSが現れる．このとき脈を触れると，非常に弱い脈あるいは欠落を触れることができる．

心室性の期外収縮は健常な人にもみられるが，この頻度が多くなると心拍出量の減少によって急性心不全をきたしたり，致死的な不整脈に発展する可能性がある．

重篤で致死的な不整脈である心室性頻拍や，心室細動に移行する可能性のある心室性期外収縮の徴候として，次のことがあげられる．

1　1分間に5回以上
2　期外収縮の波形がさまざまである（多源性）．
3　前走するQRSに非常に接近して発生する（R on T現象）．
4　2個あるいはそれ以上が連続して，あるいは短時間内に出現する．

### ペースメーカー

房室ブロックや洞不全症候群，頻拍症のある患者では，正常な心臓の刺激伝導系が障害されることによる頻脈や徐脈が生じ，失神発作をきたすことがある．

これらの患者では，内科的な薬物療法の効果が十分でないとき，電極を心臓内に入れ，微弱な電流を流して心拍を調節する心臓ペースメーカーが用いられる．

ペースメーカーには，固定レート型とデマンド型の2種類がある．ペースメーカーを埋め込んでいる患者はペースメーカー手帳を携帯している．

ペースメーカーを使用している患者の心電図では，電気刺激によるスパイク信号が記録され，右房刺激ではPの直前に，右室刺激ではQRSの直前にスパイクがみられる．

ペースメーカーを使用している患者に対する歯科治療では，体内にペースメーカーの誤動作をきたすような電流を流さないように注意し，たえず心電図の変化に注意する必要がある．

# 胸部の聴診

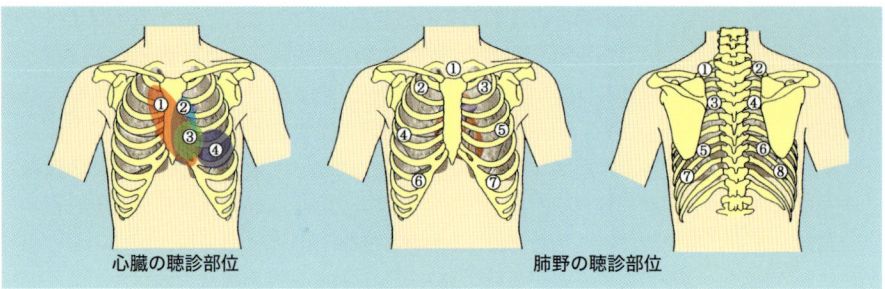

心臓の聴診部位　　　　　　　　　　　肺野の聴診部位

胸部の聴診は，心臓の弁の位置，肺の区画に応じた位置で行われる．

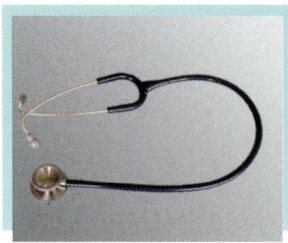 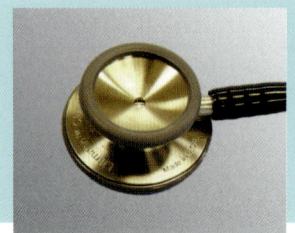 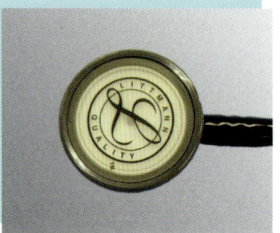

膜型の聴診器は呼吸音の聴取に適し，ベル型の聴診器は心音の聴取に適する．一般的に用いられる双耳聴診器では，ベル型（中）と膜型（右）を切り替えて使用することができる．

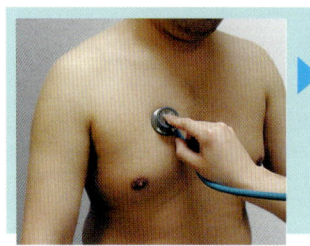 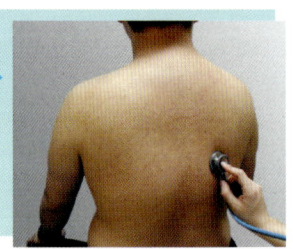

心臓の聴診によって，不整脈，弁膜疾患などの存在を知ることができる．

肺野の聴診によって，換気状態，分泌物の有無，気道狭窄の有無などを知ることができる．

歯科臨床で胸部の聴診を必要とすることは少ない．しかし，気管支喘息の発作があったり，意識障害を伴い呼吸が十分に行われているか不明であるときは，聴診による病状の把握とバイタルサインの把握が，患者の予後を左右する救急時の治療に欠かせない．

心臓の聴診は心疾患，とくに弁膜症や先天性心疾患の診断に重要であるが，歯科領域では，事前の問診によって心疾患の存在を知ることができるため，診断的な重要性はほとんどない．

ここでは胸部，とくに肺野の聴診を中心に，その方法と注意点について解説する．

**聴診器**　聴診器は，ベル型の集音部と膜型の集音部が背中合わせになっており，必要に応じて切り替えることができる双耳聴診器を用いる．ベル型は低音用，すなわち，心音の聴取に適し，膜型は高音用，呼吸音の聴取に適している．聴診器の管は，短く硬いものほど音をよく伝えることができ，40～50 cm 程度のものが使用しやすい．

**呼吸音**　聴診で聴取される呼吸音は，喉頭 ― 気管 ― 気管支 ― 細気管支 ― 肺胞を流れる空気の振動によって生じる音である．

胸郭表面で聴こえる正常な吸気音は，終末細気管支から肺胞嚢に空気が流入するときに生じる肺胞での音であり，呼気音は，気管支を空気が通過するときの音である．

聴診の順序は，まず頸部の気管上で気管呼吸音を聞き，次いで左右の呼吸音を交互に聞き比べながら，肺尖にあたる鎖骨下部で気管支肺胞音，さらに，腋窩から肺底部にあたる横隔膜付近まで位置を下げながら肺胞呼吸音を聴取する．ただし，病的な肺や呼吸状態では，肺野全体を聴取して，異常の部位と程度を知る必要がある．

正常な呼吸運動での肺胞呼吸音は，吸気が長く，呼気が弱く短いため，呼気音はほとんど聴取できない．

# 意識レベルの評価

## ジャパン・コーマ・スケール（JCS）による意識障害の分類

1. **刺激しないでも覚醒している状態**
   - 1 だいたい意識清明だが，いまひとつはっきりしない．
   - 2 見当識障害がある．
   - 3 自分の名前，生年月日が言えない．

2. **刺激すると覚醒する（刺激をやめると眠り込む）**
   - 10 ふつうの呼びかけで容易に開眼する．
     合目的的な運動（たとえば，右手を握れ，離せ）をするし，言葉も出るが，間違いが多い．
   - 20 大きな声または体を揺さぶることにより開眼する．
   - 30 痛み刺激を加えながら呼びかけを繰り返すと，かろうじて開眼する．

3. **刺激をしても覚醒しない**
   - 100 痛み刺激に対し，払いのけるような動作をする．
   - 200 痛み刺激で少し手足を動かしたり，顔をしかめる．
   - 300 痛み刺激に反応しない．

注）R：restlessness　　I：incontinence　　A：akinetic mutism apallic stage
〔例〕100-I
　　　20-RI

## グラスゴー・コーマ・スケール（GCS）による意識障害の分類

| | | | |
|---|---|---|---|
| 開眼<br>Eye Opening | 4点 | 自発的に開眼 | E4 |
| | 3点 | 話しかけると開眼 | E3 |
| | 2点 | 痛み刺激で開眼 | E2 |
| | 1点 | まったく開眼しない | E1 |
| 言葉の応答<br>Best Verbal Response | 5点 | 見当識が保たれている | V5 |
| | 4点 | 発語はみられるが見当識が混乱 | V4 |
| | 3点 | 発語はみられるが会話は成立しない | V3 |
| | 2点 | 理解不明の発声 | V2 |
| | 1点 | 発語みられず | V1 |
| 運動機能<br>Best Motor Response | 6点 | 命令に従って四肢を動かす | M6 |
| | 5点 | 痛み刺激に対して手足で払いのける | M5 |
| | 4点 | 痛み刺激に対して四肢を引っ込める | M4 |
| | 3点 | 痛み刺激に対して緩徐な屈曲運動（除皮質姿勢） | M3 |
| | 2点 | 痛み刺激に対して緩徐な伸展運動（除脳姿勢） | M2 |
| | 1点 | まったく動かず | M1 |

歯科治療中には，血圧の低下や呼吸障害，脳血管障害，痙攣性疾患，代謝障害など，さまざまな原因で意識の低下が生じる可能性がある．この意識レベルの低下は，中枢神経系の機能障害や呼吸循環系の異常など，生命維持にきわめて重要な器官の異常を反映することが多い．この意識レベルの程度を評価し，推移を観察することが，緊急度を把握し，治療方針を決定するために重要である．

**ジャパン・コーマ・スケール（JCS）**　意識障害を評価するとき，一般に，表に示すようなジャパン・コーマ・スケール（3-3-9度方式）とよばれる分類が用いられている．
　意識レベルを表現するとき，目を覚ましている状態を1ケタ，刺激をすると目を開ける状態を2ケタ，刺激をしても目を開けない状態を3ケタと表現することがある．

**グラスゴー・コーマ・スケール（GCS）**　1974年，イギリスのグラスゴー大学が発表した意識障害の分類で，頭部外傷での意識障害の評価方法として，現在世界的に広く使用されている．
　「開眼」，「言葉の応答」，「運動機能」の3つの要素について診断し，それぞれの項目の合計点によって意識レベルを測定する．軽症障害の分類が細かく，正常は15点満点，最小が3点で，点数が小さいほど重症である．
　評価は，15点：意識清明，13〜15点：軽症，9〜12点：中等症，〜8点：重症，3点：最も状態がわるいとする．8点以下は意識低下とみなし，原則として気管挿管，あるいは気道確保の適応がある．
　グラスゴー・コーマ・スケールは，ジャパン・コーマ・スケールとは別の観点から意識障害を評価したもので，ジャパン・コーマ・スケールと並べて表記されることがある．

# 2 静脈路の確保

　静脈路の確保は，緊急時の救急薬投与や，静脈内鎮静法を利用するときの基本的な手技である．

　歯科治療中には治療の侵襲や精神的な影響によって，血圧の異常をきたしたり，患者がもともと罹患している疾患が増悪することがある．このようなとき，救急薬の舌下投与や吸入療法，あるいは筋注などによって回復することもあるが，急激な症状の悪化に対しては静脈注射によってのみ治療が可能であることもまれではない．

　静脈路を確保するとは「静脈を身体の外に引き出しておくこと」で，ここをとおして，いつでも患者の状態に応じた薬物の投与が可能となる．また，緊急時だけでなく，異常の生じる可能性のある患者に対して，前もって静脈路を確保しておくと，異常に対してすみやかに対応することができる．

　静脈路の確保には，翼状針，金属針などが使用されるが，屈曲に強く，長時間の留置にも用いることができるテフロン製静脈内留置針による確保を習得したい．

# 穿刺しやすい静脈

◆穿刺しやすい静脈

橈側皮静脈
尺側皮静脈
正中皮静脈
大伏在静脈
足背静脈網
橈側皮静脈
尺側皮静脈
背側中手静脈

静脈注射や静脈路を確保するときの静脈穿刺の部位は，血管が太く，穿刺しやすく，穿刺したときに血管が逃げにくいところを選ぶ．また，静脈内に留置するときは，肘や手首など，屈曲しやすいところを避ける必要がある．

◆静脈を見つける方法

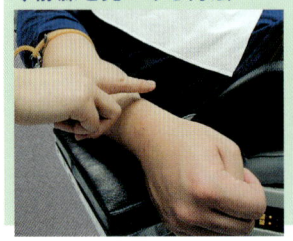

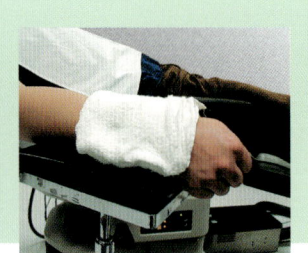

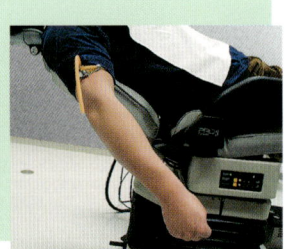

駆血しても，穿刺できる静脈が見つからないときは，静脈上の皮膚を軽く叩く，温湯に浸したタオルをのせる，手を下げる，などの方法を試みるとよい．

静脈路を確保するとき最も重要なことは，確実に穿刺できる太い血管を選び，1回で成功させることである．とくに，血圧が低下しつつあるときは，今見えていた血管が次の瞬間見えなくなることがある．条件のよいときに，すみやかに穿刺を成功させる必要がある．

**穿刺しやすい静脈**　手背の皮静脈や肘窩付近の正中皮静脈，手首の近くの橈側皮静脈などが静脈確保によく用いられる．穿刺する静脈を選ぶときは，次にあげる注意点を考慮する．

1. 手背の皮静脈はよく見え，浅い位置にあることから穿刺しやすいが，血管が比較的細く，屈曲していることが多く，留置針を十分な長さまで血管内に進められないことがある．また，穿刺時の痛みが強い．
2. 肘窩付近には太い静脈が多く，穿刺しやすいが，やわらかい組織の中を血管が走っているため，穿刺時に血管が移動しやすい．また，肘の屈曲部にテフロン針を留置したとき，屈曲によって内腔が閉塞することがある．そのため，肘が曲がらないように抑制する必要がある．
3. 手首の近くの橈側皮静脈は比較的まっすぐで，太く，動きにくいことから，全身麻酔時の静脈確保に頻用される静脈であるが，穿刺時の痛みがやや強い．

　肘窩の橈側（外側）にある，移動しにくく太い静脈を選び，留置針の長さを考慮してやや手首よりから刺入すると，痛みも少なく，肘の屈曲によるトラブルも少ない．

　しかし，女性や肥満患者では肘窩付近の静脈が認められないことがあり，少し細い留置針を用いて手背や手首付近の橈側皮静脈に穿刺することも考慮する．

# 点滴の準備

◆シリンジの準備

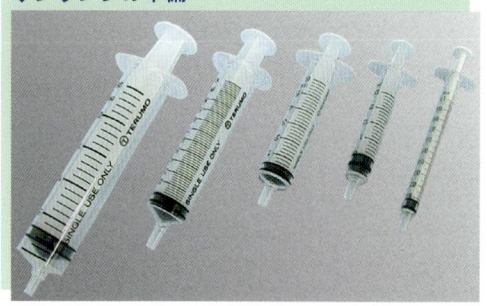

ディスポーザブルシリンジには，1 mL，2.5 mL，5 mL，10 mL，20 mL など，さまざまな容量のものがある．

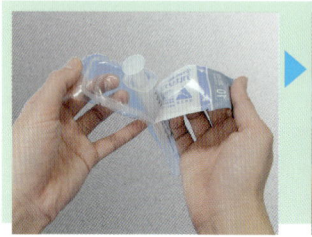

ディスポーザブルシリンジとディスポーザブル針は滅菌された袋に入っており，開封後は清潔に保つ．

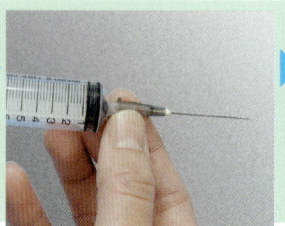

注射針のベベルの向きはシリンジの目盛のある方向とする．

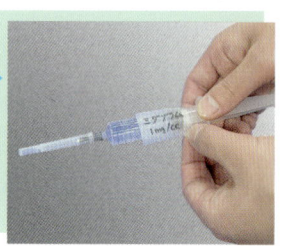

シリンジには薬物名と用量を記入しておく．

◆アンプルからの吸引

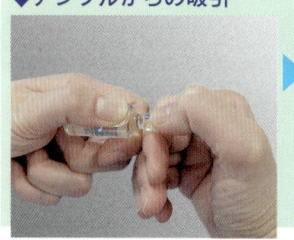

両示指をつけ，母指と示指で●印が上を向くようにアンプルを持つ．

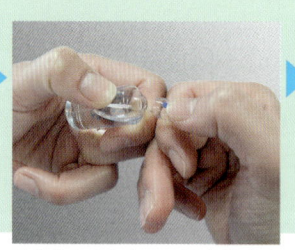

示指を支点にして，引き離すようにアンプルをカットする．

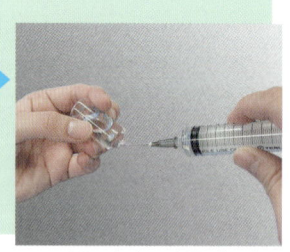

アンプルの切り口を下げるようにして薬液を吸引する．

静脈確保を行う前に，①輸液製剤，②点滴セット，③静脈内留置針，④三方活栓とエクステンションチューブ，⑤絆創膏，⑥点滴台，⑦アルコール綿，⑧シリンジなどを用意する．

### シリンジ

救急時に用いる薬物には少量で強い効果を発揮するものが多い．これらの薬物は 5〜10 倍に希釈して使用するため，10 cc の注射器に 18 G や 20 G の太い注射針を付けたものを用意する．薬物の多くは生理食塩水で希釈できるので，20 cc のプラスチック容器に入った生理食塩水を用意しておくとよい．

### 輸 液

輸液製剤には，その組成によっていくつかの種類があるが，歯科外来での使用は，血漿（細胞外液）に近い組成の乳酸加リンゲル液（ハルトマン氏液），あるいは電解質液を基本とする．輸液製剤の中にはカリウムを多く含む維持輸液があるが，急速，大量にカリウムが投与されると心機能を抑制することがあるため，カリウム濃度の高い輸液製剤の使用は避ける．

輸液製剤の容器には，プラスチック容器，ビニール容器，ガラス容器があるが，エア針の不要なプラスチック容器やビニール容器に入ったものが使いやすい．

### 点滴セット

成人用の輸液セット（20 滴≒1 mL）と微量輸液セット（小児用輸液セット，60 滴≒1 mL）がある．救急時には，急速に輸液を必要とすることもあるので，成人用のセットを用いて，側管からの薬物注入の容易な三方活栓（R 型）とエクステンションチューブを接続しておく．

### 静脈内留置針

静脈内留置針は，用途によって径の異なるものを使用する．刺入時の痛みが比較的少なく，比較的流量も多く，肘窩や手背の皮静脈に穿刺が容易なのは 20 G あるいは 22 G の留置針である．14 G や 16 G の径の太い留置針は輸液流量が多く，急速輸液や輸血に用いられ，24 G や 26 G の細い留置針はおもに乳幼児に用いられる．

# 点滴の準備

◆輸液セットのつくり方

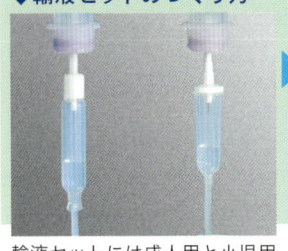

輸液セットには成人用と小児用とがある．成人用セットは20滴で1 mL，小児用セットは60滴で1 mLの輸液ができる．

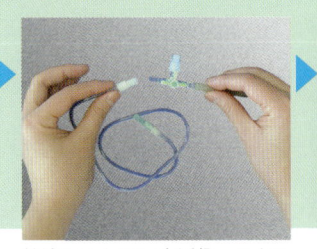

輸液セットに三方活栓，エクステンションチューブを接続する．

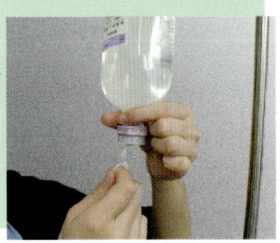

輸液製剤を点滴台またはS字フックにつるし，ゴム栓のシールを剥がす．

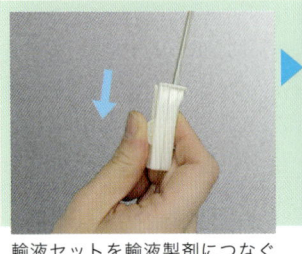

輸液セットを輸液製剤につなぐ前に，クレンメを閉じる．

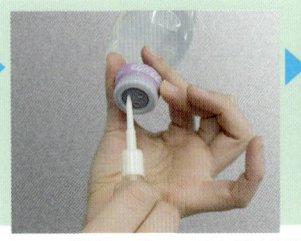

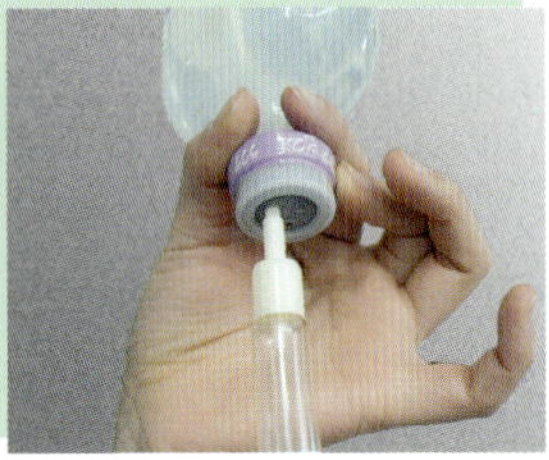

輸液セットのハリを輸液容器のゴム栓に深く差し込む．

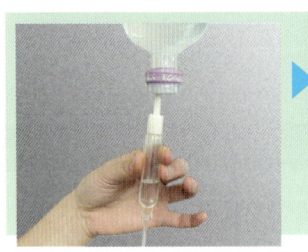

液がチャンバーの1/4〜1/3まで溜まるように，チャンバーを2，3回しごく．

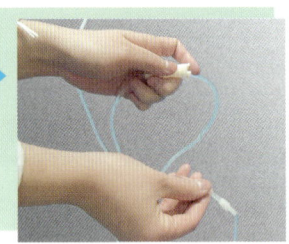

クレンメを全開にして回路内を輸液でみたしたのち，再びクレンメを閉じておく．

## 輸液製剤の種類

静脈内鎮静法や緊急時に備えての静脈路を確保するときの輸液製剤には，比較的大量に投与しても循環に影響の少ない乳酸加リンゲル液や1号輸液，4号輸液，糖質液，などが用いられる．

| | | |
|---|---|---|
| 細胞外液補充液 | 乳酸加リンゲル液（ラクテック）<br>酢酸加リンゲル液（ヴィーンF，<br>ポタコールR，フィジオ140）<br>重炭酸リンゲル液（ビカーボン） | 正常な細胞外液組成に近い．<br>細胞外液欠乏の補正に用いられ，手術中の輸液として最も多く用いられる． |
| 糖質液 | 5%ブドウ糖液<br>マルトス10 | 水分とエネルギー補給を目的に用いられる． |
| 生理食塩液 | | 最も単純な電解質液である．<br>大量に用いると高ナトリウム血症，アシドーシスを起こす． |
| 輸液開始液 | ソリタT1<br>ソルデム1 | 「1号輸液」といわれ，カリウムを含まず，安全域が広い． |
| 維持液 | ソリタT3<br>ソルデム3A | 「3号輸液」といわれ，水分，電解質の生理的喪失を補充するために用いられる．<br>低張の電解質液に糖質を加えたもの．カリウムを多く含む輸液の急速投与は心機能を抑制する危険性がある． |
| 代用血漿 | ヘスパンダー<br>サリンヘス<br>低分子デキストランL | 急性の大出血，熱傷などで重症な循環血液量の減少がある場合に，循環血漿量の増加，維持を目的に用いられる． |

　薬物の静脈内投与は，最も早く効果が得られる投薬方法である．静脈路の確保は，必要とする薬物をいつでも投与することができることから，静脈内鎮静法での鎮静薬の投与，救急時の薬物投与に欠かすことができない．
　静脈路を確保するために，輸液製剤，輸液セット，静脈内留置針，駆血帯，アルコール綿，絆創膏，点滴台あるいはアームに輸液製剤をつるすためのS字フックなどを用意する．

# 静脈確保

◆静脈内留置針

静脈路を確保するときは，静脈内留置針，翼状針，金属針などが用いられるが，患者の動きの制限の少ない静脈内留置針を使用することが望ましい．
静脈内留置針は，穿刺のための内針と，血管内に留置する弾力性のあるテフロン素材の外針（カテーテル）の二重構造となっている．

◆静脈穿刺の方法

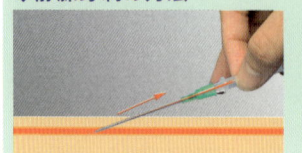

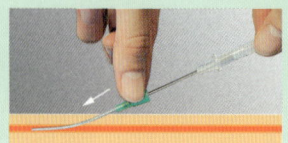

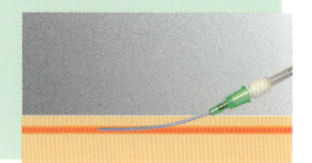

静脈穿刺を1回で成功させるコツは，まず，できるだけ太く，まっすぐに走っている血管を探すことである．このためには，穿刺部位の中枢側を駆血し，血管が怒張し，直視できるか，指で血管が触れるまで待つ．1分程度待っても血管が見つからないときは，駆血したまま手を下げると血液が血管内に溜まり，見えやすくなる．また，温めたタオルを当てておくと探しやすくなる．このようにしても血管が見つからないときは，反対側の手について探してみることが有効な場合も多い．穿刺できそうな血管が見つからないのに穿刺を試みることは，患者に苦痛を与えるだけでなく，救急薬の投与経路を失うことになりかねない．

　静脈内留置針は，金属針である内針とテフロン製の外針（カテーテル）の二重構造となっており，内針で血管を穿刺し，これをガイドに外針を血管内に進めて留置する．駆血によって怒張した静脈内に内針が入り，留置針の根元の透明なプラスチック部分で血液の流入を確認したのち，血管内に1 cm程度針を進め，内針を動かさないように固定して，外針を滑らせるように根元まで血管内に進める．

　血管壁は弾性があり，ゆっくりとした穿刺では血管が逃げ，穿刺に失敗することが多いため，血管壁を貫くまでの数mmは30度くらいの角度をつけてすばやく穿刺し，血管内に入ったことを確認したあとは針を寝かせ，血管の走行に注意しながら，血管内に針を進めるのがコツである．

### 静脈確保の確認

　留置針の外針を完全に血管内に挿入したのち，エクステンションチューブを留置針に接続する．このとき内針を完全に引き抜かないかぎり血液は留置針から漏れないので，接続の準備ができるまで内針を刺したままにする．エクステンションチューブに接続する間際に，外針の先端付近の皮膚を圧迫して血液の留置針からの漏出を防止しながら内針を抜き，エクステンションチューブに接続する．このあと，点滴セットのクレンメを開き，輸液が滴下できることを確認したのち，絆創膏で固定する．

　十分な速度で滴下できないときは，静脈弁や屈曲した血管による留置針先端の閉塞，あるいは，留置針の血管外逸脱が考えられる．静脈弁や血管壁によって留置針の先端が閉塞しているときは，外針をわずかに引き抜くことで解決できる．

　留置針の血管外逸脱は，輸液を滴下できないばかりでなく，救急薬を投与できないことになる．また，薬物のなかには組織刺激性の強いものがあり，これらの薬物が組織中に注射されると局所の障害，壊死をきたすことがある．留置針が血管内に刺入されている場合には，輸液ボトルを心臓より低い位置に下げ，クレンメを開くと点滴回路内に血液の逆流がみられ，血管外に逸脱しているときは逆流が認められない．血管内留置に不安のあるときは，このようにして確認する．

# 静脈確保

◆静脈確保

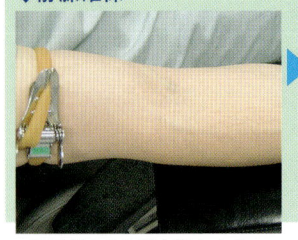

穿刺部の中枢側を駆血する．

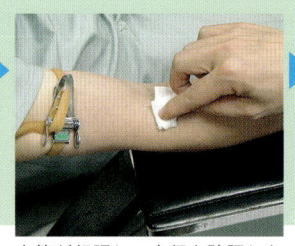

血管が怒張し，走行を確認したあと，穿刺部をアルコール綿で数回拭き，アルコールが乾くまで待つ．

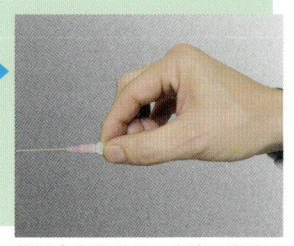

静脈内留置針は，血液の逆流を確認するための透明プラスチック部分を把持する．

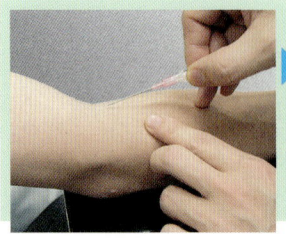

血管ができるだけまっすぐに走行している部分を選び，血管の真上から約30度の角度で皮膚を穿刺し，血管に向けて進める．

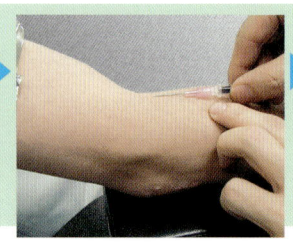

針先が血管内に入り，プラスチック部分に血液の逆流を確認したら針を皮膚面近くまで寝かせ，血管の中を5〜10mm進める．

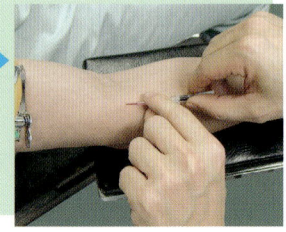

内針が動かないように保持したまま，テフロン製の外針をハブまで血管内に進める．

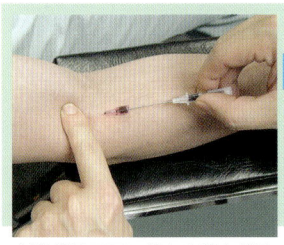

血液がテフロン針から流れ出ないように，テフロン針の先端付近を押さえて内針を抜く．

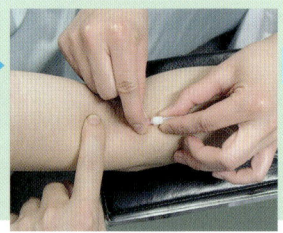

テフロン針の先端を押さえながら，輸液セットに接続したエクステンションチューブをハブにつなぐ．

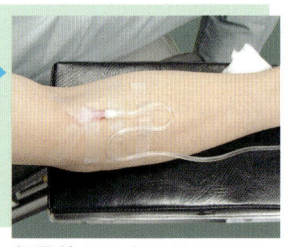

留置針とエクステンションチューブを絆創膏で固定し，クレンメを少し開けて，輸液が滴下することを確認する．

**輸液速度の確認**　輸液速度は，患者の全身状態，緊急度によって調節しなければならないが，歯科外来で用いるときは，心機能や腎機能に異常がないかぎり，体重 1 kg あたり 1 時間に 10 mL（10 mL / kg / 時）の輸液，すなわち，1 時間に 500 mL 程度までの輸液では問題が生じることはない．

　通常の輸液セットではチャンバー内の滴下が 18～20 滴で 1 cc となるように調整されており，1 秒に 1 滴滴下すると 1 分間で 3 mL，1 時間に約 200 mL が輸液される．つまり，1 秒に 2 滴程度の輸液速度までは過剰輸液を心配する必要はない．

　静脈内鎮静法を行ったり，緊急時に備える目的で静脈路を確保するときは，静脈路が閉塞しない程度の速度，1 秒に 1 滴程度の点滴速度でよい．しかし，アナフィラキシーショックなど，循環血液の急速な補正が必要なときは 1 時間に 1～2L に及ぶ輸液が必要なことがある．また，昇圧薬や降圧薬などを緊急に投与しなければならないときも，一時的に点滴速度を速めることがある．

# 静脈注射

静脈注射は緊急時の薬物投与のための基本的な手技である．静脈注射のポイントは，穿刺しやすい静脈を見つけることと，手指による固定である．

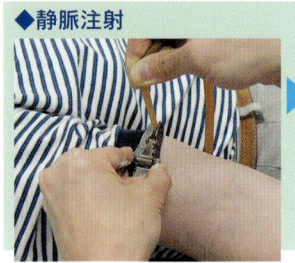

### ◆静脈注射

穿刺部の中枢側を駆血する．

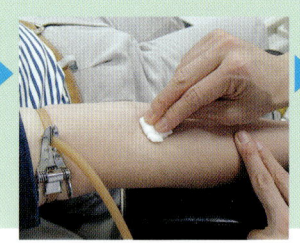

穿刺部を消毒する．

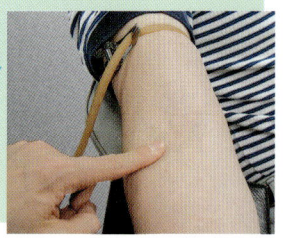

左手示指で穿刺部の手前，やや側方の皮膚を引っぱって緊張させる．

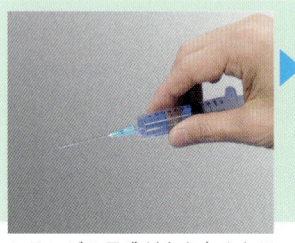

シリンジの目盛が上を向くようにし，外筒部分を両側からはさむように把持する．

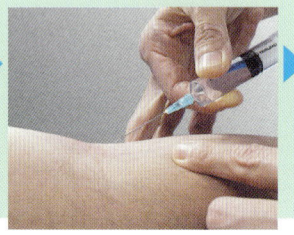

約30度の角度で，皮膚を穿刺する．

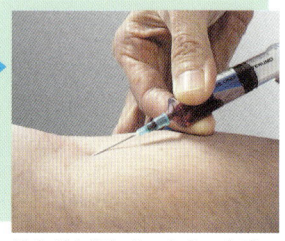

針先が血管に入ったら，左手でシリンジの内筒を引いて，血液がシリンジ内に逆流することを確かめる．

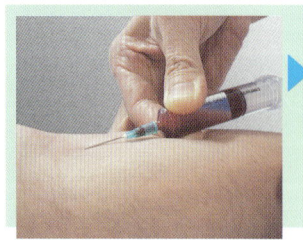

シリンジを寝かせ，針を血管内に10 mm程度進める．

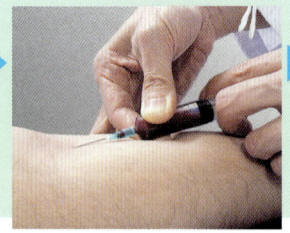

再び吸引して，血管内に針が入っていることを確認する．注射針が動かないように右手でシリンジを固定しながら注射する．

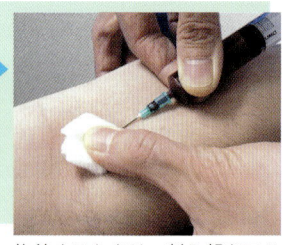

抜針するときは，刺入部をアルコール綿で押さえる．抜針後は3〜5分間，圧迫して止血する．

# 注射針による静脈確保

　救急時の薬物投与は繰り返し行う必要があることから，静脈確保をしたあとに行うことを基本とする．

　長時間の静脈確保を必要としないときは，注射針や翼状針を用いて静脈確保を行うことがある．このとき，確実に針の固定ができ，屈曲しにくい部位を選択する必要がある．

◆注射針による静脈確保

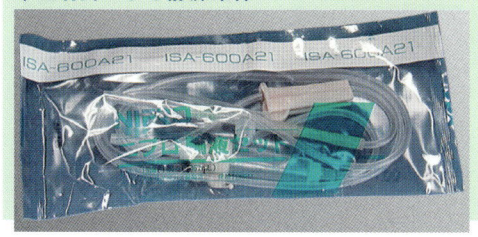

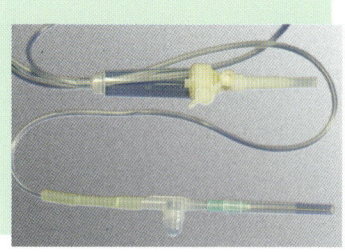

輸液セットに付属した注射針，あるいは 21 G ディスポーザブル注射針を用いる．

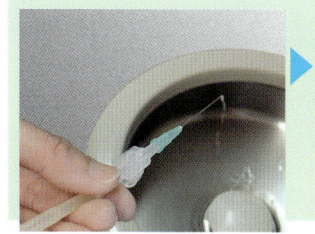

輸液セットに針をつけ，回路内を輸液でみたす．

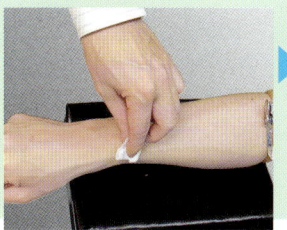

駆血し，穿刺部を消毒する．

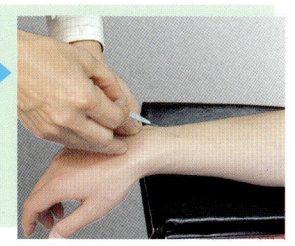

ハブ部分を両側からはさむように把持し，約 30 度の角度をつけて皮膚を穿刺する．

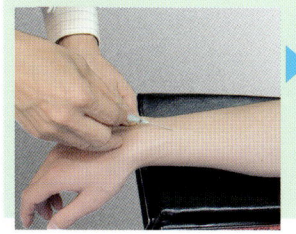

血管内に針先が入ったら，血液の逆流を確かめ，針を寝かせて，血管内に進める．

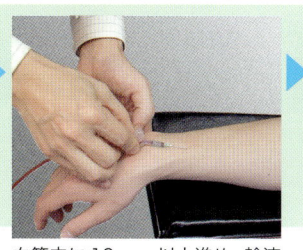

血管内に 10 mm 以上進め，輸液ボトルを穿刺部の高さより下げて，クレンメを開け，回路内への血液の逆流を確認する．

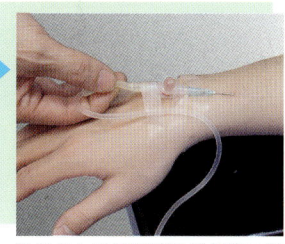

注射針と輸液回路を絆創膏で固定し，点滴速度を調節する．

41

# 翼状針による静脈確保

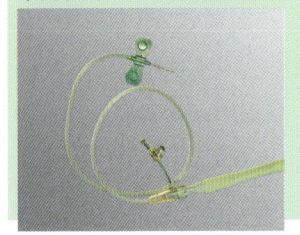

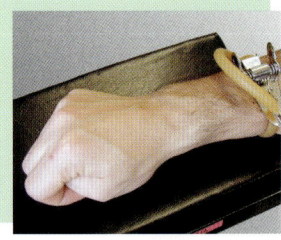

◆翼状針による静脈確保

21Gあるいは22Gの翼状針を輸液セットに接続して使用する．翼状針の穿刺には，屈曲することの少ない手背や前腕の皮静脈を選ぶ．

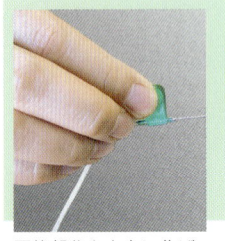

翼状部分を上方に曲げ，指ではさんで把持する．

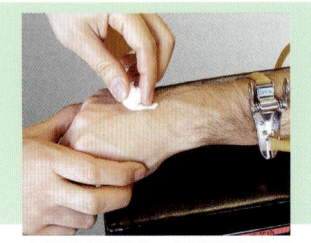

中枢側を駆血し，穿刺部を消毒する．

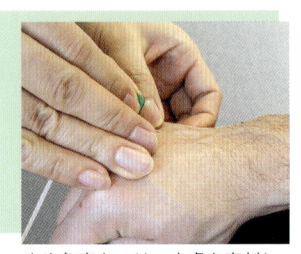

やや角度をつけて皮膚を穿刺し，血管内まで刺入する．

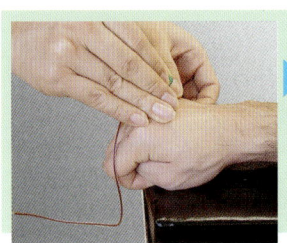

血管内に針先が入ると血液の逆流が認められる．

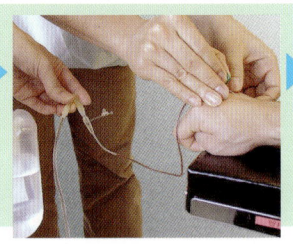

輸液ボトルを下げて逆流を確認したのち，さらに，翼状針の根元近くまで血管内を進める．

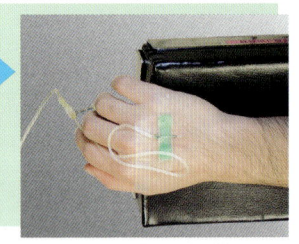

体動によって翼状針が抜けないように，チューブをループ状にして，絆創膏で固定する．

# 筋肉注射

　全身麻酔での前投薬や，緊急時に静脈確保ができるまでの薬物投与，あるいは時間をかけた薬効を期待するときに筋肉注射が用いられる．1回の注入量は5 mL以下であるので，2.5 mLあるいは5 mLシリンジと22Gか23Gの注射針が用いられる．

　筋肉注射を行う部位は，上腕（三角筋），臀部（中殿筋）が多い．筋肉が厚く，神経や血管が少ない場所を選ぶ．

### ◆上腕での筋肉注射

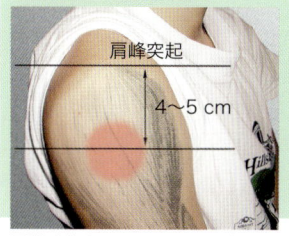

肩峰突起から4～5 cm下方の三角筋中央を注射部位とする．

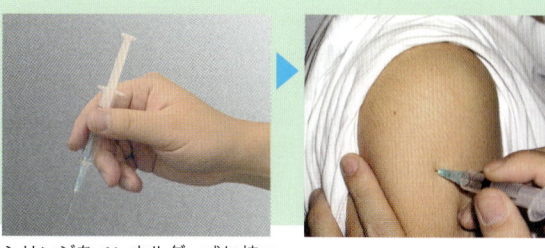

シリンジをペンホルダー式に持つ．注射部位の皮膚を消毒し，筋肉をはさむようにつかみ，皮膚面に対して60～90度の角度で注射針を根元近くまですばやく刺入する．刺入部の激痛がないことを確かめ，吸引テストによって血液が吸引されないことを確認したうえで，ゆっくり注入する．

### ◆臀部での筋肉注射

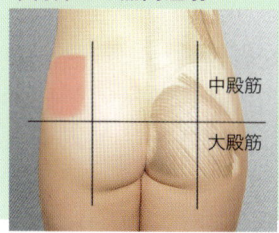

臀部隆起の上外方1/4の中殿筋を刺入部位とする．この内方ならびに下方には大腿神経が走行しているので，神経損傷の危険がある．

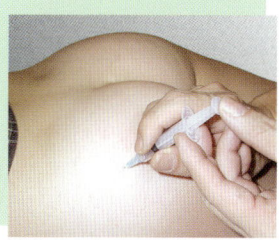

注射針の根元近くまですばやく刺入する．刺入部の激痛がないこと，血管内に針先が入っていないことを確認してから，ゆっくり注入する．

# 3 局所麻酔

　たとえば，指にバラのとげが刺さって痛みを感じたとき，急いで指を引っ込めるように，身体は痛みによって侵襲の存在を知り，自己を守る行動をとる．このとき，心拍数と心拍出量の増加による血圧上昇，臓器血管の収縮と筋肉内血管の拡張による筋肉への血液の再分布，さらに，気管支の拡張による換気量の増加が，自律神経である交感神経の興奮によってもたらされ，筋肉への血流増加と酸素摂取量の増加が生じる．また，身体は物が当たると痛いことを知っているので，飛んできた石が当たりそうになると逃げようとする．この行動にみられるように，痛みの経験や痛みについて得た情報によっても，侵襲が加えられたときと同様な防御行動をとる．

　このような痛みによって引き起こされる交感神経の緊張は，生体が自己を守るために欠かせない反応であるが，痛みに対する交感神経の反応，すなわち，血圧上昇や心拍数の増加が循環系の許容範囲を超えると，心不全や末梢血管の破綻などが生じ，全身に重大な影響を及ぼしかねない．

　とくに，高血圧患者や虚血性心疾患患者など，循環器系の予備力の少ない患者に対する痛みは，過大な血圧上昇を生じ，重篤な心機能不全や脳血管障害をもたらすことは，けっして稀ではない．

　このことから，歯科治療や手術による痛み刺激を除去することは，患者の安全を守るために欠かすことはできず，歯科治療という侵襲を加える立場にある歯科医師は，痛みを取るための局所麻酔の手技に精通しておかなければならない．

# 歯科用局所麻酔薬と注射用器具

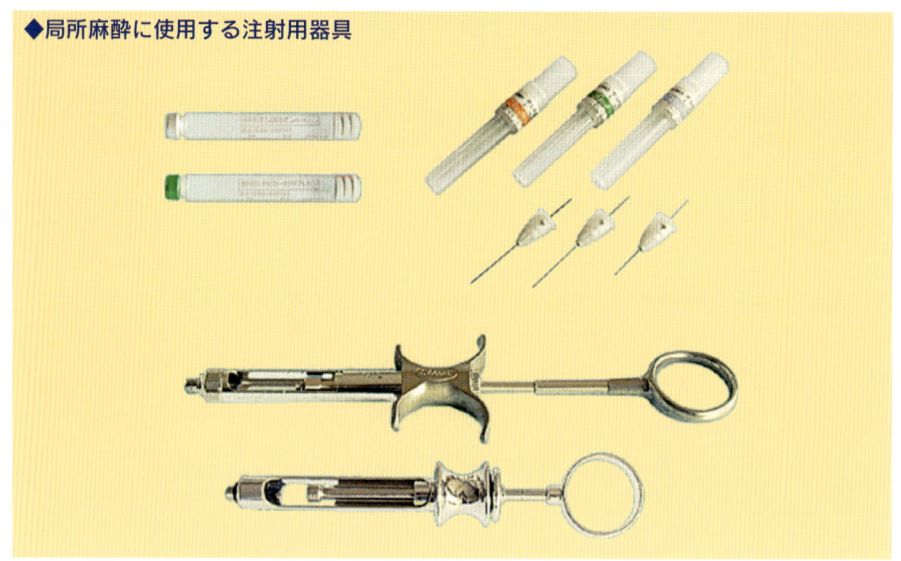

◆局所麻酔に使用する注射用器具

局所麻酔薬カートリッジ（上左），ディスポーザブル注射針（上右）
歯科用カートリッジ専用シリンジ（下）

### 歯科用局所麻酔薬

| 商品名 | 容量 | 組成 |
|---|---|---|
| 歯料用キシロカインカートリッジ | 1.8 mL | 1 mL 中塩酸リドカイン 20 mg<br>アドレナリン 0.0125 mg |
| 歯科用シタネスト-オクタプレシンカートリッジ | 1.8 mL | 1 mL 中塩酸プロピトカイン 30 mg<br>フェリプレシン 0.03 単位 |
| キシレステシン A 注射液（カートリッジ） | 1.8 mL | 1 mL 中塩酸リドカイン 20 mg<br>アドレナリン 0.0125 mg |
| オーラ注歯科用カートリッジ | 1.8 mL<br>1 mL | 1 mL 中塩酸リドカイン 20 mg<br>酒石酸水素アドレナリン 0.025 mg |
| デンタカインカートリッジ | 1.8 mL | 1 mL 塩酸リドカイン 20 mg<br>酒石酸水素アドレナリン 0.025 mg |
| スキャンドネストカートリッジ3% | 1.8 mL | 1 mL 中メピバカイン塩酸塩 30 mg |

※上段：局所麻酔薬，下段：血管収縮薬

外科手術にかぎらず，歯の切削や抜去，歯周外科処置，あるいは局所麻酔のための注射などは，生体にとって大きな侵襲である．歯科治療を施す立場にある歯科医師は，患者の逃避行動や循環系の反応が侵襲に対する正常な反応であり，過大な痛み刺激が身体に重大な影響を与える可能性があることを十分に認識しなければならない．

### 歯科用局所麻酔薬

歯科臨床で用いられる局所麻酔薬には，注射薬と，表面麻酔に用いられるものとの2種類があり，多くは「歯科用局所麻酔薬」と表記して市販されている．

臨床でおもに用いられる注射薬は，ガラス製のカートリッジに封入されており，日本では1.8 mLと1 mLの2種類の容量のカートリッジが市販されている．この注射用歯科用局所麻酔薬には一般に，局所麻酔薬，血管収縮薬，防腐剤が含有されている．

局所麻酔薬として最も多く用いられているのはリドカインで，このほかプロピトカイン，メピバカインなどが使用される．

血管収縮薬として，アドレナリン（エピネフリン），フェリプレシンを用いた製剤があるが，最も多く使用されているのは交感神経作働薬の1つであるアドレナリンである．

口腔組織は血流に富むため，局所麻酔効果が減弱しやすい．そのため，歯科用局所麻酔薬には，局所麻酔効果を持続させる目的で，一般医科で用いられる1／10万や1／20万より高濃度の1／8万のアドレナリンが含まれている．歯科診療において局所麻酔を行うことは，同時にアドレナリンを投与することを意味しており，とくに，高血圧や心疾患患者での局所麻酔薬の使用にあたっては，血圧の上昇に対して十分な注意が必要である．

フェリプレシンはプロピトカインに添加された製剤として市販されている．フェリプレシンの大量使用で冠動脈が収縮することが報告されており，冠疾患患者での使用には注意が必要であるが，健康な患者での使用には問題は少ない．フェリプレシンの効果持続時間はアドレナリンより短く，短時間の治療での使用が適応である．

現在市販されているメピバカイン製剤は，血管収縮薬を含有しない．このため，血管収縮薬による血圧上昇や頻脈を引き起こすことはない．しかし，麻酔持続時間が短く，局所止血効果は期待できないことに留意して使用する必要がある．

歯科用局所麻酔薬にはパラベンが防腐剤として添加されている．パラベンは食品，化粧品などに広く用いられている防腐剤であるが，まれにアレルギーの原因となることがあり，近年，防腐剤の添加されていない歯科用局所麻酔薬も市販されている．

# 歯科用局所麻酔薬と注射用器具

## ◆カートリッジ用シリンジの使用方法

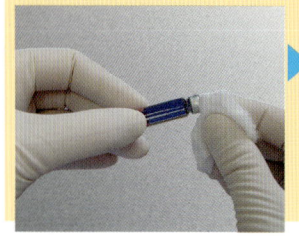

局所麻酔薬カートリッジは室温で保存し、注射針を刺入するゴム部分はアルコール綿で消毒する．

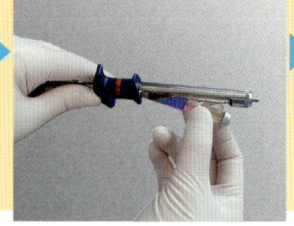

プランジャーを引いた状態で、カートリッジをシリンジに装着する．

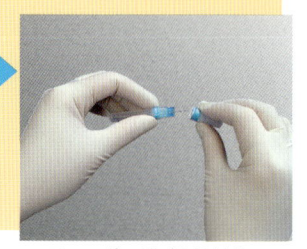

ディスポーザブル注射針のキャップをはずす．

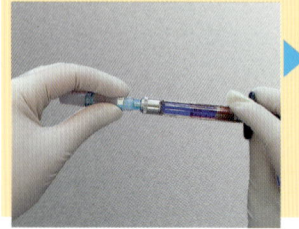

ディスポーザブル注射針をシリンジにねじ込む．または、ロックによって装着する．
針の着脱は、針刺し事故を防止するために、キャップをつけた状態で行う．

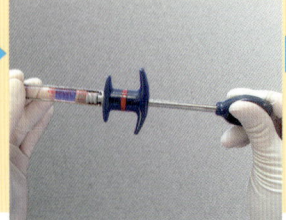

プランジャーに螺旋や鋲がついたシリンジを使用するときは、瞬間的にプランジャーを押し込み、カートリッジのゴム栓にくい込ませる．

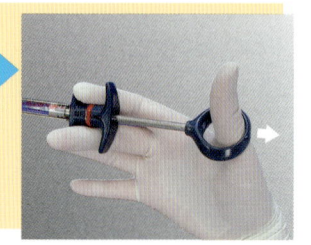

吸引操作は、プランジャーを引くことで行う．

## ◆セルフアスピレーションシリンジの使用方法

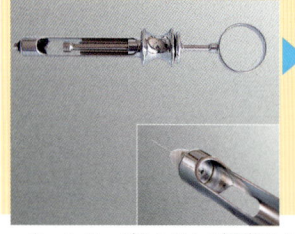

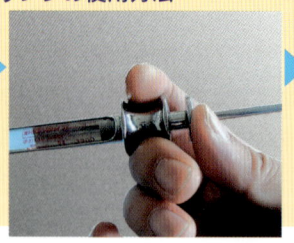

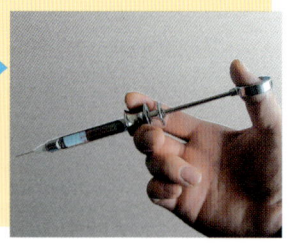

カートリッジをシリンジ後部のリングあるいはプランジャーでわずかに押したあと、ゆるめることで吸引テストを行うことができる．

**歯科用シリンジ** 歯科用局所麻酔薬カートリッジは，専用ディスポーザブル注射針といっしょにカートリッジ専用シリンジにセットして使用する．このシリンジの先端部には，注射針を装着するためのねじ込み，あるいはロック装置があり，中央にはカートリッジを装着する部分，後端にはシリンジを把持する部分と，カートリッジ中の局所麻酔薬を押し出すためのゴム栓を押すプランジャーがある．

　各部分の形態は製品によってさまざまであり，吸引テストのための装置にもプランジャー先端に取り付けられた螺旋あるいは銛を用いるものや，カートリッジ先端のゴムの部分との接触部を工夫したものなど，いくつかの機構上の工夫がなされている．

**ディスポーザブル注射針** カートリッジ用ディスポーザブル注射針には，さまざまな太さ，長さの製品がある．伝達麻酔には，血液の吸引が容易である比較的太い 25 G や 27 G の注射針が多く用いられ，浸潤麻酔には，より細い 30 G，21 mm の注射針を使用する頻度が高い．また最近は，注射針の肉厚を薄くして，より細い 31 G でも内腔が 30 G と変わらないものもあり，さらに細い 33 G の注射針も歯根膜内麻酔用として市販されている．また，注射針の長さは，25 mm，21 mm 針が多く用いられるが，12 mm と，従来の半分近いものも臨床に使用されている．

　ガラスシリンジで使用されていた針とハブが溶接された注射針が用いられていたときは，屈曲などによって針とハブの溶接部で破損する事故が多く報告されたが，今日使用されているディスポーザブル注射針では，針はハブをとおしてカートリッジ内部まで貫通する構造となっており，頻回の屈曲や過度の屈曲を行わないかぎり，ハブの部分で破損する危険性ははるかに減少している．

# 表面麻酔

◆表面麻酔薬の種類

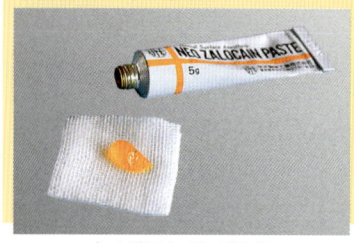

ネオザロカインパスタ 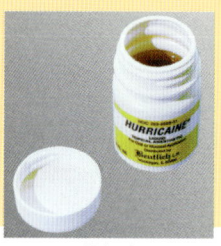　　　　ハリケイン 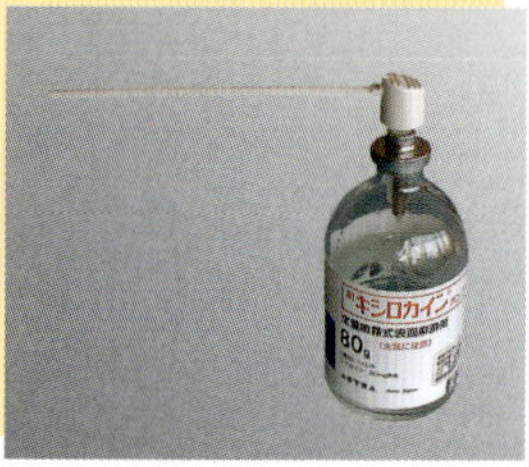　　　　キシロカインスプレー

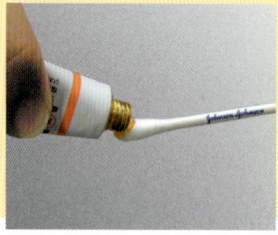

表面麻酔薬の綿棒への塗布 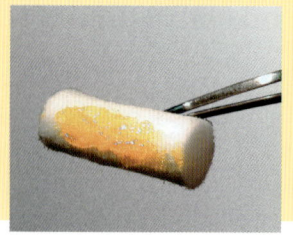　　表面麻酔薬のコットンロールへの塗布 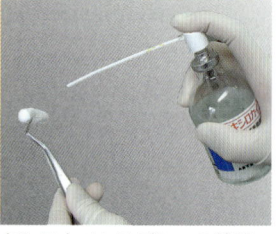　　キシロカインスプレーの綿花への噴霧
口腔内粘膜への噴霧は，不快であるばかりでなく，大量噴霧による局所麻酔薬中毒の危険がある．

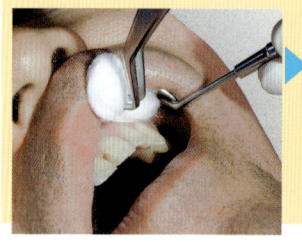

表面麻酔薬が希釈されないように粘膜表面の唾液を拭き取る． 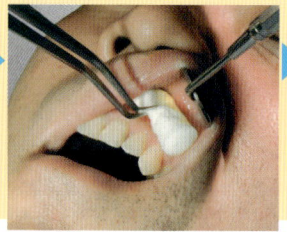　　表面麻酔薬を塗布したコットンロールを貼付し，数分待つ． 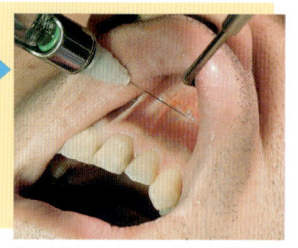　　強圧を加えないように浸潤麻酔を行う．

### Side memo

**表面麻酔**　表面麻酔に用いられる局所麻酔薬には，液状の製剤とゲル状の製剤があり，粘膜表面に直接塗布して使用する，あるいは小綿球や小ガーゼ，コットンロールを用いて貼付して使用する（スポンジ小片に浸漬したものはそのまま貼付し，スプレー容器に入ったものは小綿球に噴霧，浸透させたあとに用いる）．

　表面麻酔を奏効させるためには，刺入する局所の粘膜面に麻酔薬が一定時間留まる必要がある．粘膜面に存在する唾液は，麻酔薬濃度を希釈し，麻酔効果を減弱させることから，粘膜表面をぬぐったのち，表面麻酔薬を付けた小綿球を3～5分間接触させておくとよい．

最近市販されているディスポーザブル注射針のなかには，30 G，31 G，33 G と，きわめて細い注射針があるが，これらを使用しても刺入時の痛みは避けられない．さらに，局所麻酔薬の粘膜内あるいは骨膜下への注入による組織の剥離も，患者に強い痛みを与える．これらの刺入時や局所麻酔薬注入時の痛みは，患者に不快感と痛みを与えるばかりでなく，循環系に与える影響はきわめて大きい．この精神的苦痛と痛みを和らげ，さらに，循環系の過剰な反応を抑制するために，表面麻酔薬の使用は欠かせない．

　表面麻酔薬には，アミノ安息香酸エチル，テトラカイン，リドカインなどの製剤があり，いずれも粘膜表面近くにある知覚神経終末に作用して，その知覚を鈍麻させるが，浸透性が弱く，深部までは麻酔効果が及ばない．表面麻酔効果を得るためには，唾液によって表面麻酔薬が希釈されないように，粘膜表面の唾液を綿花やガーゼでふき取ること，十分な時間，粘膜と接触させることが必要である．

　表面麻酔では，粘膜表面のみが麻酔され，骨膜の麻酔はほとんど得られないことを十分に理解すべきである．粘膜の深部あるいは骨膜下に注射針を進めて局所麻酔薬を注射しようとするときは，粘膜下にごく少量の麻酔薬を注射し，骨膜の麻酔が得られるまで数分待ったのち，骨膜に刺入する．

**表面麻酔薬の種類**

| 主成分 | 商品名 | 有効成分 |
|---|---|---|
| アミノ安息香酸エチル（ベンゾカイン）[*1] | ピーゾカイン歯科用ゼリー20% | （100 g 中）アミノ安息香酸エチル 20 g |
| | ハリケインゲル歯科用 20%<br>ハリケインリキッド歯科用 20%<br>ジンジカインゲル 20% | |
| | ネオザロカインパスタ | （100 g 中）アミノ安息香酸エチル 25 g，塩酸パラブチルアミノ安息香酸ジエチルアミノエチル 5 g |
| | プロネスパスタアロマ | （100 g 中）アミノ安息香酸エチル 10 g，テトラカイン塩酸塩 1 g，ジブカイン塩酸塩 1 g，ホモスルファミン 2 g |
| テトラカイン | コーパロン歯科用表面麻酔液 6% | （1 m/中）テトラカイン塩酸塩 60 mg |
| リドカイン | キシロカインポンプスプレー（歯科用） | （1 m/中）リドカイン 80 mg |
| | ペンレス（マルホ）[*2] | （1 枚中）リドカイン 18 mg |

[*1] アミノ安息香酸エチルは，症状を悪化させることがあるため，メトヘモグロビン血症患者には禁忌である．
[*2] 静脈留置針穿刺時の疼痛緩和に用いられる．

# 浸潤麻酔

### ◆骨小孔の部位による違い

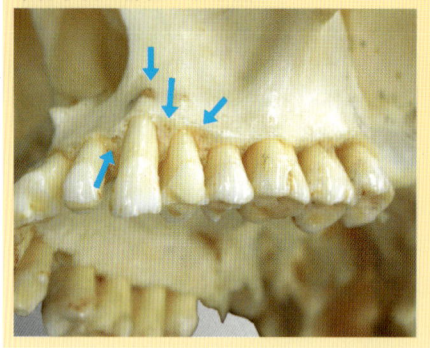

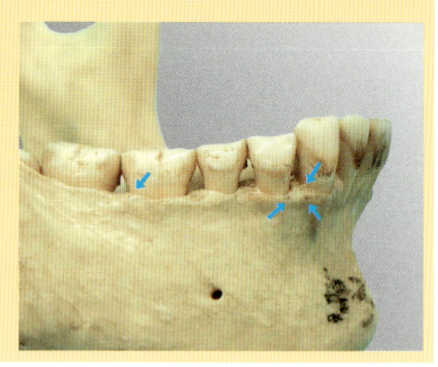

上顎の歯槽骨，下顎前歯部，歯間乳頭部には骨小孔が多く，浸潤麻酔が奏効しやすい．

### ◆浸潤麻酔の前処置

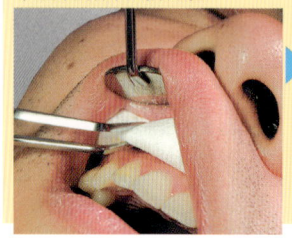

刺入部に表面麻酔薬を貼付する．

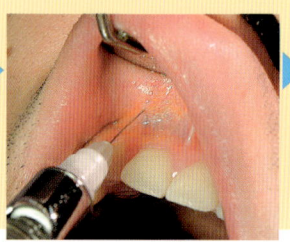

注射針のベベルを粘膜面に向けて，針先をわずかに粘膜下に刺入する．

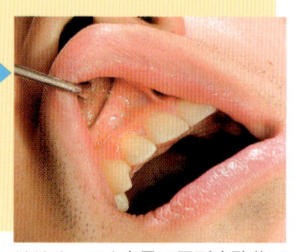

はじめ，ごく少量の局所麻酔薬で膨疹をつくり，麻酔効果が現れるのを待ったのちに再度刺入すると，痛みを与えずに浸潤麻酔が可能となる．

### ◆粘膜下麻酔

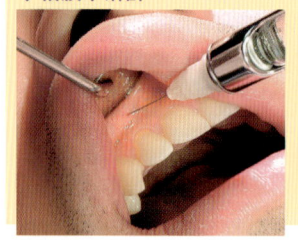

注射針を寝かせて，骨膜に当てることなく，粘膜下を進める．

### ◆骨膜下麻酔

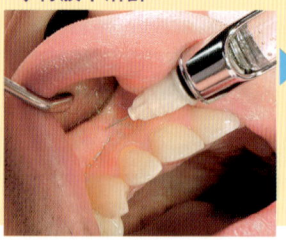

少量の粘膜下麻酔によって骨膜を麻酔しておき，しばらく待ってから再度刺入すると，骨膜の剥離による疼痛を防止できる．

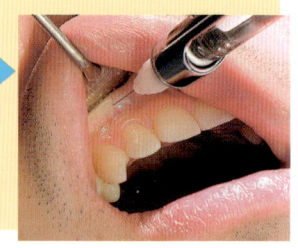

注射針を骨膜に当て，比較的強圧で注射する．

浸潤麻酔は，歯科臨床で最も多く利用されている局所麻酔法である．浸潤麻酔は口腔内の軟組織，硬組織のほとんどの治療に利用される．

　浸潤麻酔を奏効させるためには，局所麻酔薬の性質と局所解剖を理解する必要がある．

　歯科臨床では，粘膜下麻酔，骨膜下麻酔，歯根膜内麻酔が多く用いられる．また，炎症を伴う部位に対しては周囲浸潤麻酔が応用される．

### 浸潤麻酔の効果

　浸潤麻酔を歯の治療や骨を含む手術に用いるとき，骨膜下に注射された局所麻酔薬は皮質骨表面の小孔から骨内に浸透し，歯髄や骨の知覚神経に作用する．現在使用されている局所麻酔薬の多くは浸透性がよく，小孔が多く，骨が薄く，歯根までの距離が短い上顎や下顎の前歯部，あるいは歯槽頂付近では，骨膜下麻酔で容易に奏効する．

　しかし，下顎臼歯部のように皮質骨が厚く，骨小孔の少ない部分では，骨膜下に刺入しても局所麻酔は効きにくく，さらに広範囲の麻酔が必要なときは，多くの刺入点を必要とする．また，骨膜下麻酔では，局所麻酔薬が骨膜を剝離しながら骨内あるいは周囲に拡がるため，痛みを伴いやすい．この痛みを最小限にするためには，ゆっくり注入し，広範囲の麻酔を得るために新たな刺入を行うときは，すでに麻酔された範囲内に行う必要がある．

　浸潤麻酔は，手技が容易で，小さい範囲の局所麻酔に適した方法であるが，広範囲の治療に用いるときは刺入点が多くなり，麻酔効果が消失したのちに刺入部の痛みが残ることがある．また，最も多く用いられている1/8万アドレナリン添加リドカインで浸潤麻酔を行ったときの麻酔持続時間は約1時間であることから，手術や治療がこれより長くなるときは局所麻酔の追加が必要となる．

# 歯根膜内麻酔と周囲浸潤麻酔

◆歯根膜内麻酔

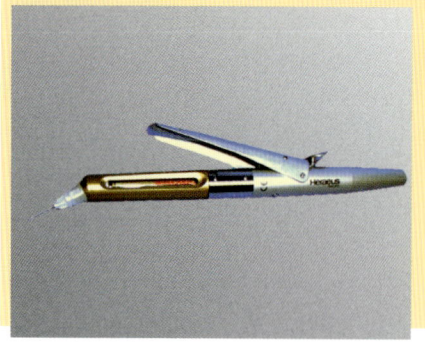

歯根膜内用シリンジと31G注射針

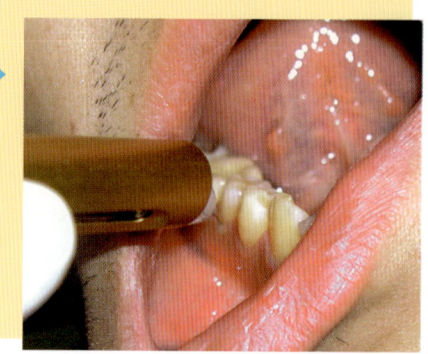

注射針のベベルを歯根に向けて歯肉溝より刺入する．少量の局所麻酔薬で，歯根膜，歯髄の麻酔が得られる．

◆ Hackenbruch の菱形

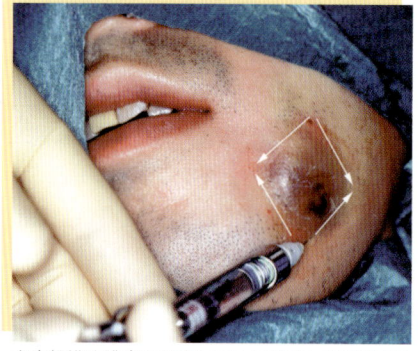

炎症組織や膿瘍を形成している部位への浸潤麻酔は効きにくいため，周囲を囲むように局所麻酔を行う．

**歯根膜内麻酔**　歯根膜内麻酔は，麻酔範囲が歯根膜に限局されるが，術後の麻痺による不快感が少なく，わずかな局所麻酔薬で麻酔効果が得られるなどの理由から，保存治療や補綴治療に応用されている．

　この方法は，30 G 注射針，あるいはさらに細い 31 G，33 G といったきわめて細い注射針を用いて歯頸部から歯根膜内に局所麻酔薬を注射し，歯根尖に到達させようとする方法で，歯根膜内麻酔用のシリンジや注射針が市販されている．

　歯根膜内麻酔での刺入点は，歯の近遠心隅角付近の比較的歯根膜腔の広い部分とし，注射針を根面に沿わせるように数 mm 刺入し，少量の局所麻酔薬を注射する．

　歯根膜内麻酔で注意しなければならないのは，歯根膜腔が狭いため，強圧による注射では痛みが生じやすいことと，歯周組織が感染しているときは，根尖周囲に感染を波及させるおそれがあることである．このことから，強圧がかからないように注射する，歯周組織が炎症を起こしているときは用いない，刺入部の十分な消毒を行ったのちに刺入する，などの注意が必要である．

**周囲浸潤麻酔**　急性炎症をきたしている部位や膿瘍を形成している部位では，局所麻酔の効果が得られにくい．これは組織の pH が酸性に傾いていることが原因で，多量の局所麻酔を行っても効果は不十分で，麻酔の持続も短い．このようなときは周囲浸潤麻酔法（Hackenbruch の菱形）によって，周囲から炎症部位に入る神経を麻酔する．ただし，骨内に炎症があるときは，この方法でも麻酔は効きにくい．

# 伝達麻酔

## ◆下顎神経周囲の解剖

外側翼突筋
下歯槽神経
側頭筋
頬神経
下歯槽動脈
下歯槽静脈
内側翼突筋
顎舌骨筋神経
舌神経

下顎神経は，下顎枝と内側翼突筋にはさまれた翼突下顎隙の中を下降し，舌神経，顎舌骨神経などを分枝しながら，下歯槽動・静脈を伴って下歯槽神経として下顎孔に入る．下顎孔の後方の翼突下顎隙には血管に富んだ翼突静脈叢が存在する．

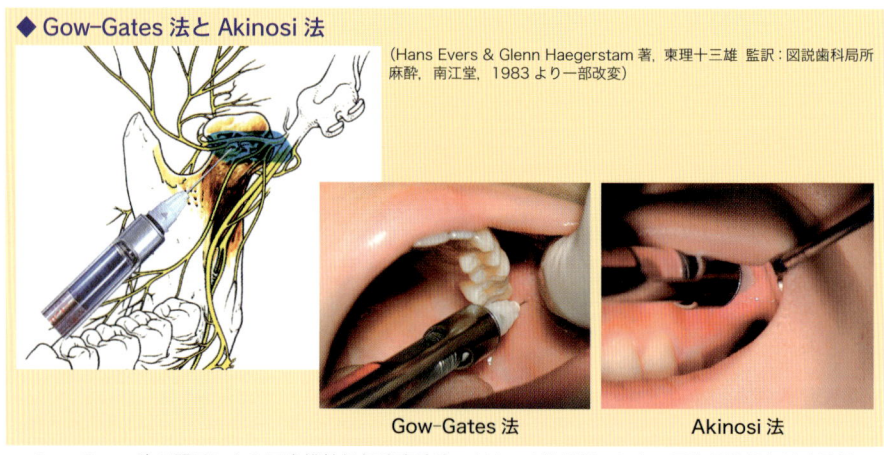

## ◆ Gow-Gates 法と Akinosi 法

（Hans Evers & Glenn Haegerstam 著，東理十三雄 監訳：図説歯科局所麻酔，南江堂，1983 より一部改変）

Gow-Gates 法　　　　Akinosi 法

Gow-Gates 法は開口による下歯槽神経伝達麻酔法，Akinosi 法は閉口による下歯槽神経伝達麻酔法で，卵円孔を出た下顎神経が下降し，顆頭の前縁を通る位置でブロックする方法である．

伝達麻酔の長所として，長時間にわたる広範囲の麻酔効果が得られ，下顎臼歯部のように浸潤麻酔が奏効しにくい部分の麻酔効果が得られる，炎症組織にも麻酔効果が得られやすい，などがあげられる．

　歯科臨床で用いられる伝達麻酔には，①下顎孔でブロックする下歯槽神経伝達麻酔，②オトガイ孔でブロックするオトガイ神経伝達麻酔，③歯槽孔のある上顎結節部でブロックする後上歯槽枝伝達麻酔，④切歯孔でブロックする鼻口蓋神経伝達麻酔，⑤眼窩下孔でブロックする眼窩下神経伝達麻酔，⑥大口蓋孔でブロックする大口蓋神経伝達麻酔などがある．

　このほか，手術やペインクリニック領域では，正円孔でブロックする上顎神経ブロックや，卵円孔でブロックする下顎神経ブロックなどが使用されることがある．

### 下歯槽神経伝達麻酔

　下歯槽神経伝達麻酔は，下顎臼歯部の抜歯や小外科手術，生活歯の保存治療や補綴治療，歯周外科手術，インプラント手術などへの広い応用が可能である．

　下顎臼歯部の皮質骨は厚く緻密で，また，骨面から歯根までの距離が長い．このため，浸潤麻酔では局所麻酔薬が内部まで浸透しにくく，しばしば麻酔効果を得ることができない．さらに，浸潤麻酔によって多数歯にわたる治療を行おうとするときは，多くの刺入点が必要で，骨膜下への刺入は表面麻酔を行ったあとでも痛みを伴う．

　下歯槽神経伝達麻酔は，下歯槽神経が下顎孔から下顎骨に入る前で神経伝導をブロックする伝達麻酔で，一度の注射で，局所麻酔薬が接触する部位より末梢の支配領域すべての麻酔効果を得ることができる．

　卵円孔から頭蓋を出た下顎神経は，下顎枝と内側翼突筋にはさまれた翼突下顎隙とよばれる隙間の中を下降して，下歯槽動静脈を伴って下顎孔から下顎骨の中に入るが，この間に，頰神経，舌神経，下歯槽神経，頰神経などの知覚神経と，耳介側頭神経，咬筋神経，深側頭神経，外側翼突筋神経，内側翼突筋神経，顎舌骨筋神経などの運動神経を出す．

　下顎孔あるいはその後上方で下歯槽神経の走行路にあたる下顎神経溝という凹みの部分に局所麻酔薬を注射すると，局所麻酔薬の接触する下歯槽神経と少し前方を下行する舌神経の麻酔を得ることができる．この下顎孔への注射による下歯槽神経伝達麻酔法を下顎孔伝達麻酔とよび，臨床で最も多く使用されている伝達麻酔法である．

　下歯槽神経の伝達麻酔には，このほか開口法として，下顎神経が卵円孔から出てすぐの関節突起の前面付近に刺入するGow-Gates法や，閉口させて行うAkinosi法，また，後述の著者らが報告した，下歯槽神経を刺入目標とせず下顎孔の前方に注射する方法などがある．

# 下歯槽神経伝達麻酔にかかわる解剖

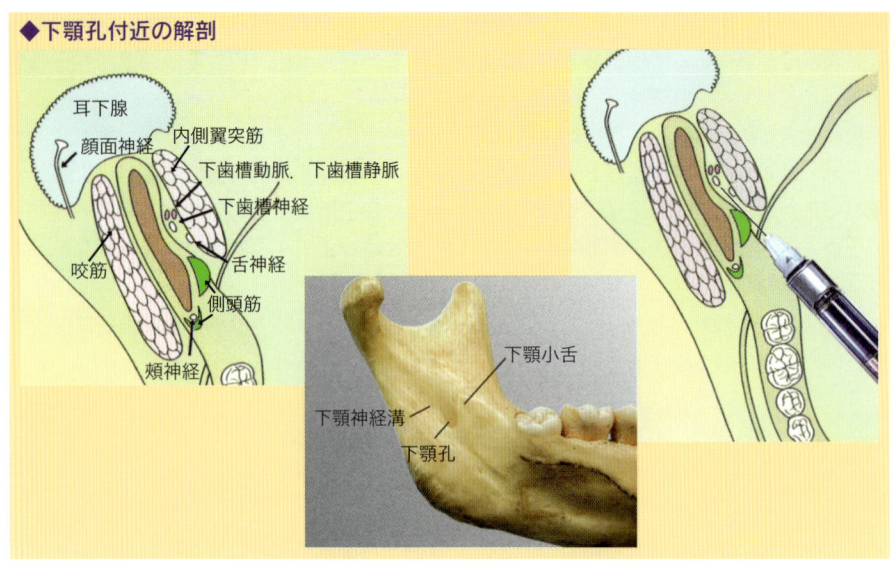

◆下顎孔付近の解剖

耳下腺
顔面神経
内側翼突筋
下歯槽動脈，下歯槽静脈
下歯槽神経
咬筋
舌神経
側頭筋
頬神経

下顎小舌
下顎神経溝
下顎孔

下顎孔は下顎枝のほぼ中央に位置し，ここに下歯槽神経，下歯槽動・静脈が入る．
下顎孔伝達麻酔は，下顎孔あるいは下顎孔後方の下顎神経溝に注射針を進める方法である．

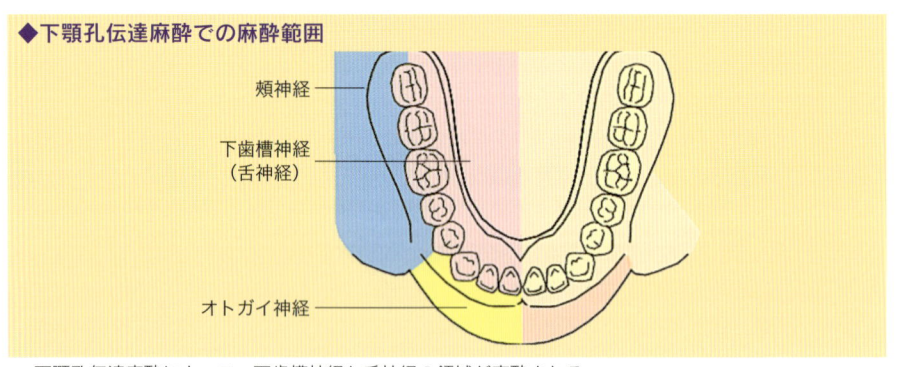

◆下顎孔伝達麻酔での麻酔範囲

頬神経
下歯槽神経（舌神経）
オトガイ神経

下顎孔伝達麻酔によって，下歯槽神経と舌神経の領域が麻酔される．
下顎臼歯部の頬側歯肉の麻酔が得られないため，抜歯やインプラント手術，歯周外科手術などでは，頬側歯肉の浸潤麻酔を併用する必要がある．

(東理十三雄：臨床歯科局所麻酔―歯科診療室における全身管理―，永末書店，1988より一部改変)

下顎の歯科治療に関係する知覚神経の走行と周囲組織について眺めてみよう．

　頭蓋を出た下顎神経は，頬神経，舌神経を分枝しながら，下歯槽動脈，下歯槽静脈を伴って翼突下顎隙の間を下行し，下顎孔に入る直前で顎舌骨筋神経を出して下歯槽神経となる．

　その後，①下顎管内で臼後三角の粘膜，第三大臼歯の歯髄，歯根膜，骨に分布する臼後枝，②第一小臼歯から第二大臼歯の歯髄，歯根膜，骨に分布する臼歯枝，③中切歯から第一小臼歯の歯髄，歯根膜，骨に分布する切歯枝を出し，これらの枝は顎骨内で神経叢を形成している．また，主枝は第一小臼歯付近で外方に曲がってオトガイ孔から下顎骨を出て，オトガイ神経となって前歯部の頬側粘膜，オトガイと下唇の皮膚に分布している．

　すなわち，注射針を下顎孔あるいは下顎神経溝に刺入して局所麻酔薬を注射する下顎孔伝達麻酔を行うと，下歯槽神経領域の麻酔，すなわち，注射側の下顎骨，歯髄，歯根膜，さらに，下唇，オトガイ皮膚の麻酔が同時に得られることになり，歯冠形成や抜髄処置が可能となる．

　しかし，下歯槽神経のみの麻酔では，舌神経領域である舌側の歯肉粘膜，頬神経領域である頬側の歯肉粘膜の麻痺は得られない．

　舌神経は下顎孔の上方で下歯槽神経から分かれ，下歯槽神経の前方を内側翼突筋の外面に沿って下行している．このため，2操作法による下顎孔伝達麻酔では，舌神経ブロックと下歯槽神経伝達麻酔を別々に行う目的で麻酔操作を行う．しかし，1回の操作で下顎孔に刺入して下歯槽神経伝達麻酔を行う1操作法でも同時に舌神経麻痺が生じる．この事実は，下顎孔付近で注射された1カートリッジ分の局所麻酔薬は下顎孔の周辺だけでなく，翼突下顎隙の中を周囲に拡散して舌神経まで達することを示している．下顎孔伝達麻酔では，下歯槽神経と舌神経が同時に麻酔できると考えてよく，舌側粘膜も麻酔される．

　一方，頬神経は，下顎神経が卵円孔から頭蓋を出てすぐに分かれ，側頭筋筋膜内を通り，側頭筋腱に沿って下行し，頬粘膜に分布する．このように，頬神経は下顎孔から離れた高い位置で下歯槽神経から分かれるため，下顎孔付近で局所麻酔薬を注射しても頬神経領域の麻酔は得られない．しかし，頬側歯肉は浸潤麻酔によって容易に麻酔できる．

　以上の解剖学的な理由から，保存治療や補綴治療など，歯髄のみの麻酔が必要なときは，下顎孔伝達麻酔のみで可能で，抜歯やインプラント手術，歯周外科など，歯肉粘膜の麻酔が必要なときは，下顎孔伝達麻酔と頬側歯肉の浸潤麻酔を併用することで必要な麻酔を得ることができる．

# 下顎孔伝達麻酔の実際

◆下顎孔伝達麻酔の注射部位

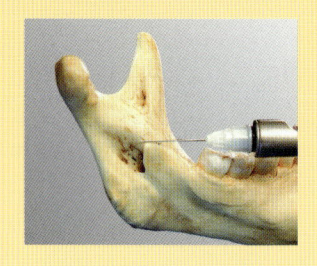

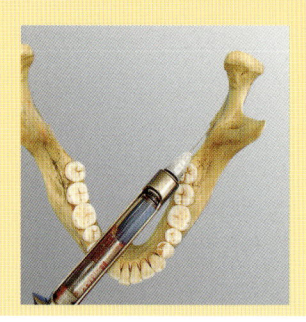

下顎孔伝達麻酔では，下歯槽神経が下顎骨に入る下顎孔あるいは下顎神経溝に注射針を到達させる．咬合平面の1cm上方の翼突下顎ヒダと内斜線の間を刺入点として，対側の犬歯，第一小臼歯方向から約2cm刺入する．

◆刺入点の確認

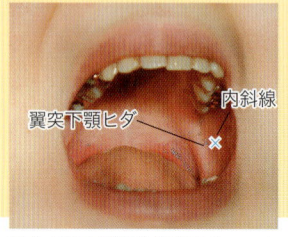

刺入点は下顎咬合平面の1cm上方で，内側翼突筋と側頭筋腱の間に相当する内斜線の内側とする．

◆刺入方向

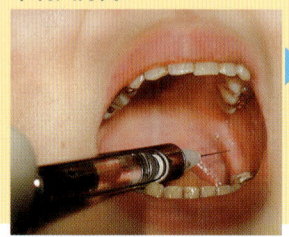

対側の犬歯あるいは第一小臼歯方向から刺入する．

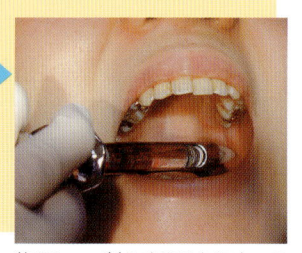

約20mm刺入することによって針先を下顎孔に進める．

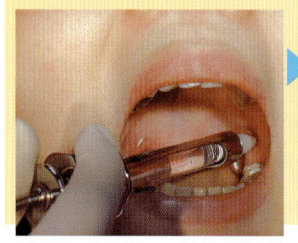

吸引テストを行い，血液の逆流がないことを確認する．

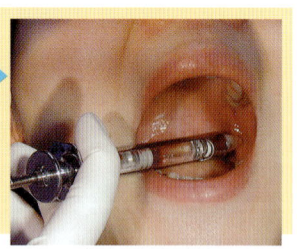

1カートリッジすべてを，ゆっくり注射する．

下顎孔伝達麻酔では，下顎孔を目標に注射針を刺入する．
　下顎枝内側にある下顎孔の平均的な位置は，前後的には下顎枝のほぼ中央，上下的には下顎下縁と下顎切痕を垂直に結ぶ線の中央で，咬合平面の高さであるが，下顎孔の前面には下顎小舌があり，小舌の上端は咬合平面の約1cm上方にあたる．下顎孔のある下顎枝の内側は内側翼突筋に近接しており，また，下顎枝前縁には側頭筋の腱が付着している．
　注射針を刺入するときは，内側翼突筋内に刺入せずに下顎孔に針先を到達させる必要がある．下顎孔伝達麻酔についていくつかの手技があるが，ここでは代表的な1操作法について解説する．
　下顎孔伝達麻酔での刺入点は，翼突下顎隙の前方部にあたる内側翼突筋の前縁外側と側頭筋腱内側の間にある間隙とする．内側翼突筋の前縁は臼後三角から軟口蓋につづく翼突下顎ヒダとよばれる部分に相当する．翼突下顎ヒダは帯状の隆起として視認できる場合が多いが，はっきりしないときは示指で触れることによって弾力のある柱状に触知することができる．また，側頭筋腱の内側は，いわゆる内斜線に相当し，母指を臼後三角に当て，下顎枝前縁に沿って内側に滑らせ，抵抗がなくなる部位である．
　この翼突下顎ヒダと内斜線の間にみられる帯状の凹み，あるいは内斜線を触れた内側，または触知した翼突下顎ヒダの外側が，下顎孔伝達麻酔の際の刺入目標となる．刺入点の高さは，平均的な下顎小舌先端の高さから咬合平面を後方に延長した高さの約1cm上方とする．
　この刺入点から下顎孔に向かう方向は，対側の犬歯あるいは第一小臼歯方向に一致し，刺入点から下顎孔までの平均的な距離は約1.5～2cmである．
　すなわち，翼突下顎ヒダと内斜線の間で，咬合平面の1cm上方を刺入点として，対側の犬歯あるいは第一小臼歯方向から1.5～2cm刺入する方法が，注射針の先を下顎孔に到達させる1操作法であり，1カートリッジ，1.8mLの局所麻酔薬を注射することで下歯槽神経の伝達麻酔が得られる．麻酔効果の発現は，舌神経で早く，注射後1～2分で半側の舌の知覚麻痺が生じ，5分程度で下唇，オトガイ皮膚の鈍麻，さらに，数分後に知覚麻痺が現れる．

> *Side memo*
> 
> **下歯槽神経伝達麻酔効果の確認**　小臼歯部粘膜への浸潤麻酔によってオトガイ神経領域の麻痺が生じる．下歯槽神経伝達麻酔が奏効したときは，下唇，オトガイ皮膚の知覚鈍麻が麻酔効果を判断するための重要な徴候であるが，伝達麻酔の効果を確認する前に小臼歯付近の粘膜への浸潤麻酔を行うと，伝達麻酔の効果を判定できない．この理由から，抜歯やインプラント手術などで小臼歯部頰側粘膜の浸潤麻酔が必要なときは，下唇，オトガイ皮膚の知覚鈍麻を確認したのちに行う．

# 下顎孔伝達麻酔の問題点

## ◆下顎孔の位置は個人差が大きい

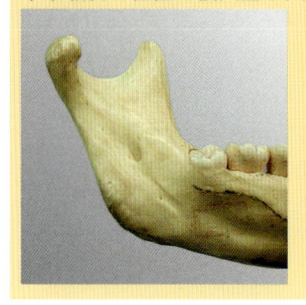

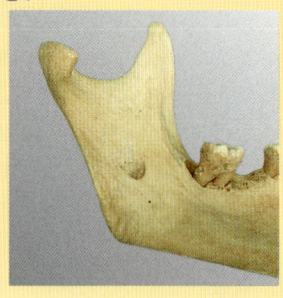

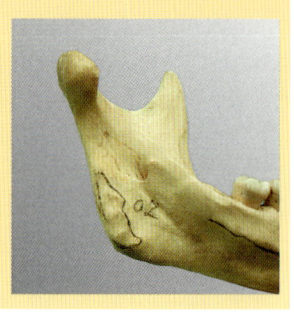

下顎孔の解剖学的な位置は，個人差が大きく，咬合平面の高さにあるのは 3.3％程度で，これより低い位置にあるのが 93.3％である．

（上條雍彦：図説口腔解剖学 4 神経学，アナトーム社，1997 より）

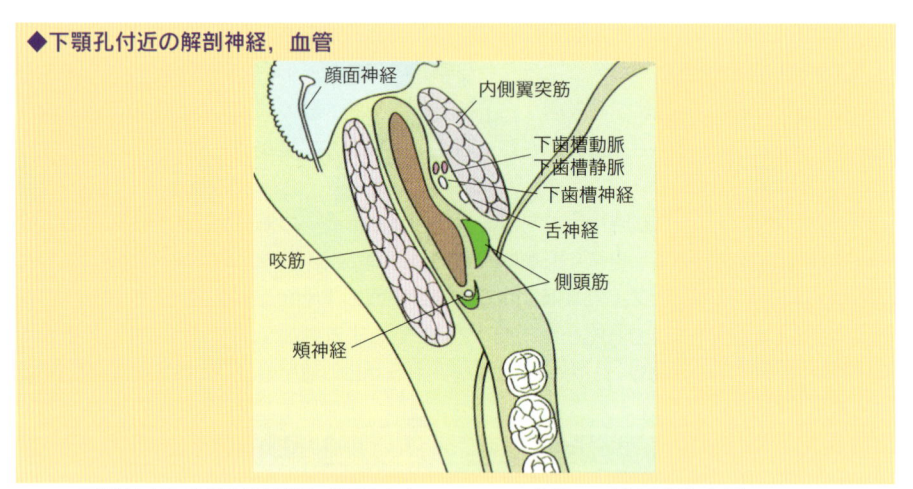

## ◆下顎孔付近の解剖神経，血管

下顎孔には下歯槽神経が動脈，静脈とともに入る．この内側には内側翼突筋が近接している．このため，下顎孔伝達麻酔では，神経，血管，筋の損傷を引き起こす危険性がある．

### 下顎孔伝達麻酔が奏効しない理由

下顎孔伝達麻酔を行ったとき，麻酔効果がまったく得られない，あるいは知覚が残存するなど，期待した麻酔効果が得られないことがある．この最も大きな理由は，針先が翼突下顎隙内になく，近接する内側翼突筋の中にとどまっているためと考えられる．

下顎枝あるいは歯列弓の開きや，下顎孔の位置には個人差がある．下顎枝の開きが広いときは，注射針の先は下顎孔に届かず，内側翼突筋内にあるため，局所麻酔薬は筋内に留まり，伝達麻酔効果は得られない．また，下顎孔付近では，内側翼突筋が下顎孔直下に付着する．このため，下顎孔より下方に刺入すると，針先が内側翼突筋内に入り，局所麻酔薬は翼突下顎隙の中に拡散することができない．下顎孔より高い位置に刺入することが必要であるが，伝達麻酔を行う前に下顎孔の位置を知ることはできない．

伝達麻酔効果には，局所麻酔薬の使用量が関与しているという報告もあり，1.8 mL の局所麻酔薬では十分な麻酔効果が得られにくく，3 mL を使用することが効果的である．

下歯槽神経周囲組織の性状の違いが局所麻酔薬の神経線維への浸透に影響し，伝達麻酔効果が発現するまでの時間に個人差を生じる．下顎孔伝達麻酔を行ったときは，下唇，オトガイ皮膚の十分な知覚麻痺が生じるまで待ったのちに処置を開始する．

### 下顎孔伝達麻酔と合併症

下顎孔伝達麻酔は，下歯槽神経を目標に刺入して伝達麻酔効果を得ようとする方法である．しかし，注射針を刺入する経路には，内側翼突筋や側頭筋腱，舌神経が近接し，下歯槽神経が下顎骨に入る下顎孔周辺には，下歯槽動脈，下歯槽静脈が，さらに，この後方の翼突下顎隙には翼突静脈叢が，さらに後方には，顔面神経が含まれる耳下腺が存在する．

下顎孔伝達麻酔では，注射針による神経損傷の危険性がたえず存在し，下歯槽神経の損傷は，多くの場合，下唇あるいはオトガイ皮膚の遷延性知覚麻痺として出現する．下顎孔伝達麻酔を学生が行ったときの合併症の出現頻度について，約 2,500 人に対して 3 人に下歯槽神経麻痺や舌神経麻痺が生じたと報告されている．

下歯槽神経は動・静脈を伴って下顎孔に入り，また，下顎孔の後方の翼突下顎隙には翼突静脈叢が存在することから，下顎孔伝達麻酔では，絶えず血管の損傷と血管内誤注の危険性が存在する．下顎孔伝達麻酔では，注射前の吸引テストが勧められているが，吸引操作で血液の逆流が認められたときは，すでに血管を損傷している．すなわち，吸引操作自体が血管損傷を予防することにはならない．

血管内への局所麻酔薬の誤注は，さまざまな全身症状を引き起こす．静脈内への誤注では血管収縮薬による高血圧や頻脈，不整脈が生じる．動脈内への誤注では，局所麻酔薬の作用による複視などの眼症状が現れることがあり，脳循環に達したときは痙攣，意識障害，呼吸抑制などを伴う局所麻酔薬急性中毒が生じる可能性があるとされる．

# 下歯槽神経近位伝達麻酔法

◆下歯槽神経近位伝達麻酔での刺入部位

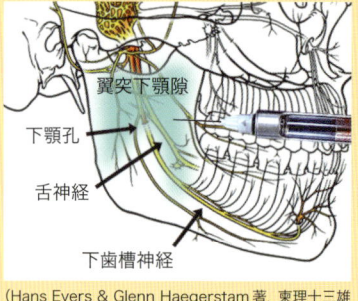

翼突下顎隙
下顎孔
舌神経
下歯槽神経

(Hans Evers & Glenn Haegerstam 著,東理十三雄監訳:図説歯科局所麻酔,南江堂,1983 より一部改変)

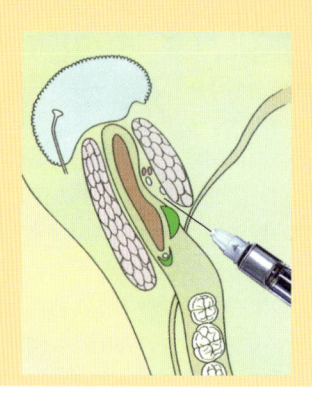

◆下歯槽神経近位伝達麻酔法

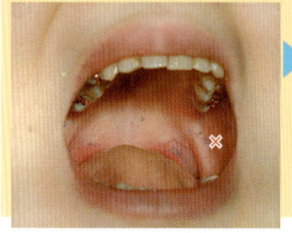

刺入点は下顎孔伝達麻酔と同様であるが,必ずしも咬合平面の1cm上方である必要はない.

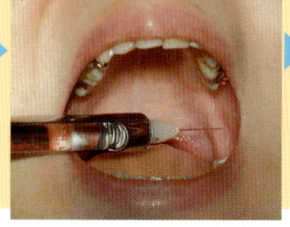

下顎孔の前方に注射針を進めるため,対側の第一大臼歯方向から刺入する.ここでは30 G,21 mm注射針を用いている.

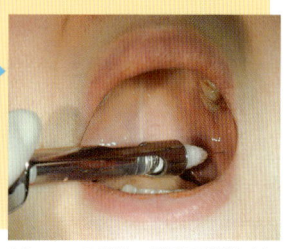

10 mmの刺入で翼突下顎隙内に到達する.

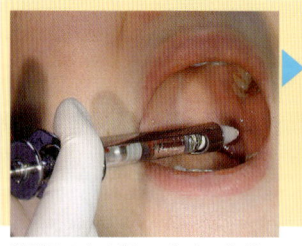

吸引テストを行い,1カートリッジ分の局所麻酔薬を注射する.

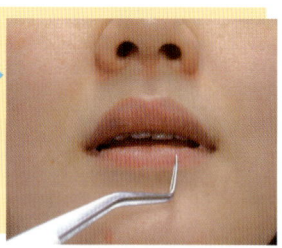

2～3分以内に舌の麻痺が,5～10分で下唇,オトガイ皮膚の知覚鈍麻が生じ,治療が可能となる.

ここで紹介する下歯槽神経近位伝達麻酔法（近位伝達麻酔法）は，筆者らが報告した方法で，下顎孔（下歯槽神経）を刺入目標とせず，神経・血管損傷の危険の少ない下顎孔より前方の翼突下顎隙の中に注射針を進め，ここで局所麻酔薬を注射することによって下歯槽神経の麻酔を得ようとするものである．

　下顎孔の前方には内側翼突筋に沿って下行する舌神経と翼突下顎隙が存在する．この前方部は内側翼突筋と下顎枝前縁に付着している側頭筋の腱で挟まれた間隙となっている．この隙の中に局所麻酔薬を注射すると，局所麻酔薬は翼突下顎隙の中を拡散して下歯槽神経に達し，伝達麻酔効果を示す．

　近位伝達麻酔法での刺入点は，下顎孔伝達麻酔法と同様に，翼突下顎ヒダと側頭筋腱の内側に相当する内斜線の間とし，刺入する高さは下顎の咬合平面とほぼ同じにすると刺入しやすい．刺入方向は，下顎孔の前方を目標とするため，対側の第一大臼歯方向からとし，刺入長は約10 mmで，21 mmのディスポーザブル針の半分まで，あるいは12 mm注射針の根元近くまでとする．この刺入位置で1カートリッジの局所麻酔薬を注射することによって，下顎孔伝達麻酔と同様な効果を得ることができる．

　近位伝達麻酔法を行ったとき，下歯槽神経が麻酔されたことを示す下唇やオトガイ皮膚の麻痺が得られないことがある．これは，注射針が翼突下顎隙の内方に向き，内側翼突筋の中にとどまっている場合と，注射針が外方に向いて側頭筋の中に刺入された場合に生じる．歯列の幅あるいは下顎枝の開きは一人ひとりの患者によって異なることがその理由であるが，近位伝達麻酔法では，いずれが原因であったのかを診断するのは容易で，再度刺入し直すことで伝達麻酔効果を得ることができる．

　注射針の先が内側翼突筋の中にあるときは，内側翼突筋に沿って下行する舌神経の麻痺のみが生じ，側頭筋内にあるときは側頭筋を貫いて走る頰神経の麻痺，すなわち，頰粘膜の麻痺が生じる．このような症状のとき，注射針の翼突下顎隙からのずれは数mmであり，この修正は近位伝達麻酔法での刺入長が約10 mmと短いため容易である．すなわち，舌の麻痺のみが生じたときは，刺入点を2 mm程度外方に移動して再度刺入するか，第一大臼歯のさらに後方から刺入することで翼突下顎隙の中に針先を進めることができる．また，頰粘膜の麻痺が生じたときは，刺入点をわずかに内方に移動させるか，刺入方向を第一大臼歯の前方に変えることで隙の中に刺入することができる．

　この近位伝達麻酔法では，注射針の先が大きな神経，血管の存在しない位置にあるため，これらを損傷する危険性が少なく，また，効果発現までの時間は，従来の下顎孔伝達麻酔と異なることはない．

# 後上歯槽枝伝達麻酔

◆上顎神経の支配領域

- 眼窩下神経
- 前上歯槽枝
- 中上歯槽枝
- 後上歯槽枝
- 翼口蓋神経
- 大口蓋神経
- 小口蓋神経

(束理十三雄：臨床歯科局所麻酔―歯科診療室における全身管理―，永末書店，1988より一部改変)

◆歯槽孔伝達麻酔

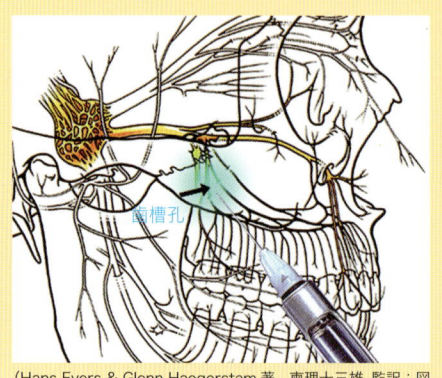

歯槽孔

(Hans Evers & Glenn Haegerstam 著，束理十三雄 監訳：図説歯科局所麻酔，南江堂，1983より一部改変)

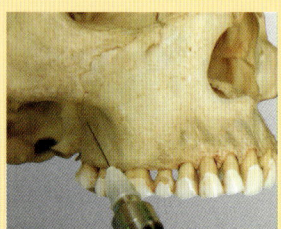

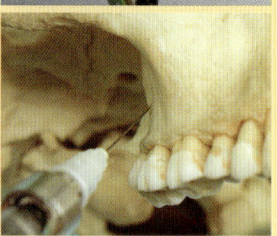

66

上顎の歯槽骨には多くの小孔があり，皮質骨が薄く，さらに，歯根と骨面との距離が近い．このため，上顎ではいずれの部位でも浸潤麻酔が奏効しやすく，歯科治療，小外科手術に頻用されている．

　しかし，浸潤麻酔を多数歯にわたる治療に用いるときは，刺入を繰り返さなければならず，治療時間が1時間を超えるようなときは再度浸潤麻酔を行う必要が生じる．

　上顎の手術や治療においても，歯科治療が多数歯にわたったり，治療時間が長くなるときは，1回の麻酔操作で広範囲の麻酔が得られ，効果時間の長い伝達麻酔が選択される．

### 上顎神経の解剖

　上顎に分布する上顎神経は，歯髄，歯根膜，骨，頰側歯肉粘膜に分布する枝と，口蓋粘膜に分布する枝とに大別できる．

①第一大臼歯から第三大臼歯部の歯髄，歯根膜，骨，頰側歯肉粘膜の知覚を司る，上顎神経が正円孔から頭蓋を出てまもなく下方に分かれ，上顎結節にある歯槽孔から上顎骨に入る後上歯槽枝，②小臼歯部の歯髄，歯根膜，骨に分布する，上顎神経が眼窩底を進む途中で分かれ，下方の上顎骨に入る中上歯槽枝，③切歯，犬歯の歯髄，歯根膜，骨に分布する，眼窩下管の中で分かれる前上歯槽枝である．これらの枝は上歯神経叢を形成しており，ここから出る上歯枝，上歯肉枝が，上顎歯，骨，歯肉に分布している．さらに，④前歯部の唇側粘膜，上唇には，眼窩下孔から上顎骨を出る眼窩下神経が分布する．

　一方，軟口蓋には小口蓋孔から出る小口蓋神経が，小臼歯から後方の硬口蓋粘膜には大口蓋孔から出る大口蓋神経が，切歯部の口蓋粘膜には切歯孔から出る鼻口蓋神経がそれぞれ分布する．

　これらの枝の基部に局所麻酔薬を注射すると，それぞれの領域の麻酔が得られる．中上歯槽枝と前上歯槽枝は眼窩下溝，眼窩下管の中で分枝するため，口内法や口外法での眼窩下管内への刺入方法が紹介されているが，一般臨床で，ここでの伝達麻酔を用いることは少ない．また，上顎神経が頭蓋から出る正円孔でのブロックは，ペインクリニックや上顎洞炎の手術などで用いられるが，日常の歯科臨床で使用されることはほとんどない．

　歯科臨床で最も使用頻度が高いのは，大臼歯の生活歯の治療や，抜歯に用いられる後上歯槽枝の伝達麻酔である．

### 後上歯槽枝伝達麻酔

　後上歯槽枝は，翼口蓋窩で上顎神経から分かれて上顎骨の後壁に沿って下行し，上顎結節の後面にある歯槽孔から上顎骨に入る．また，後上歯槽枝が歯槽孔に入る直前で大臼歯部の頰側粘膜に分布する枝を出す．この歯槽孔周囲に局所麻酔薬を注射することで大臼歯の歯髄，歯根膜，骨，頰側粘膜の麻酔が得られる．この麻酔方法は歯槽孔伝達麻酔あるいは上顎結節伝達麻酔ともよばれる．

　歯槽孔は，最後臼歯のうしろの上顎結節の上外方約1～2 cmに分布する数個の小孔であ

# 後上歯槽枝伝達麻酔

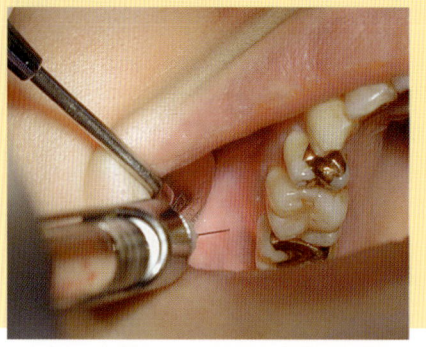

◆後上歯槽枝伝達麻酔

刺入点は，上顎第二大臼歯遠心に相当する頬側の可動粘膜部とし，内上方に針先を向ける．

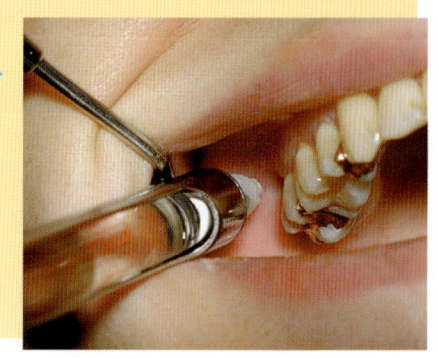

骨面に沿って15mmほど刺入する．

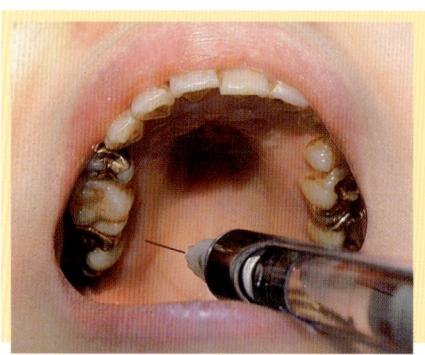

上顎大臼歯の抜去を行うときは，口蓋粘膜にも局所麻酔を行う．

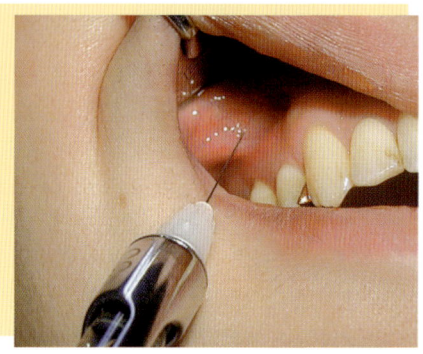

上顎第一大臼歯の頬側近心根の知覚が残ることがあり，抜髄や抜歯では少量の浸潤麻酔を，頬側近心根付近に行う．

る．ここに注射針を到達させるには，頬筋を緊張させないようにわずかに開口させ，頬粘膜を外方に牽引しながら，上顎第二大臼歯に相当する可動性の粘膜に刺入し，上顎歯列の咬合面に対して45度，矢状面に対して45度になるように，後内方に向かって1～1.5cm針を進める．歯槽孔の後方には翼突下顎静脈叢が存在するため，吸引操作によって血液が逆流しないことを確認したのち，1.5 mL程度の局所麻酔薬を注射する．通常，針は骨面に触れず，ほとんど痛みを与えることなく刺入することができるが，骨に当たって針を進められないときは，刺入点をさらに数mm外方の可動粘膜上に移して刺入するとよい．

　麻酔効果は，注射後数分で生じ，頬粘膜の知覚鈍麻，打診による歯の知覚鈍麻によって効果を知ることができ，効果は2～3時間持続する．

　上顎大臼歯の歯冠形成や抜髄操作は，後上歯槽枝の伝達麻酔のみで可能である．しかし，口蓋粘膜に侵襲の及ぶ抜歯や歯周外科，インプラント手術などでは，口蓋粘膜への浸潤麻酔が必要である．この口蓋への浸潤麻酔では注射針を骨膜下まで刺入する必要はないが，口蓋粘膜が比較的厚く，硬いため，局所麻酔薬注入時に疼痛が生じやすい．この注射時の疼痛を軽減するためには，表面麻酔の使用，ゆっくりした注入操作を心がける必要がある．

　後上歯槽枝の伝達麻酔によって大臼歯から小臼歯までの知覚麻痺が生じることがあるが，しばしば第一大臼歯の抜歯や抜髄を行おうとするときに患者が痛みを訴えることがある．この疼痛は，ときに第一大臼歯の頬側近心根に中上歯槽枝からの神経が分布していることに原因がある．しかし，頬側近心根周囲の骨は薄く，小孔が多いため，頬側近心根の根尖近くでの少量の浸潤麻酔で，容易に麻酔を得ることができる．

　後上歯槽枝の伝達麻酔に関する合併症の頻度は高くないが，歯槽孔周囲の血管損傷による血腫を生じることがある．この血腫は約2週間で消退するが，感染を予防するために数日間，抗菌薬を投与する．

　後上歯槽枝伝達麻酔は，合併症の頻度が少なく，手技も容易で，ほとんど無痛下に麻酔操作を行うことができることから，上顎大臼歯の歯科治療に頻用すべき伝達麻酔法である．

# 4 精神鎮静法

　歯科疾患のほとんどが生命にかかわる疾患ではないが，患者は「歯の治療は痛みを伴う」ことを過去に経験したり，親や知人から教えられて知っている．このため多くの患者は，歯科疾患が治癒するかどうかを心配するより，治療時の痛みに対する不安感と恐怖心が大きく，この不安感は診療が始まるとともにピークに達する．

　どのような理由であっても「歯科治療は痛い」という先入観は，患者と歯科医師のあいだの信頼関係を損なう原因となり，スムーズな歯科治療を妨げる．また，循環器疾患のない患者でも診療室に入ってくると動悸を訴えたり，高い血圧を示すことがまれではないことからも理解できるように，不安感や恐怖心などの精神的因子は循環器系や自律神経系に大きな影響を及ぼす．

　精神鎮静法は，多くの患者が潜在的にもっている，これらの不安感を和らげようとする方法である．

　不安感や恐怖心を取り除くためには，まずその理由を知ることが重要である．過去に痛みを経験したのであれば，どのような状況で痛みがあったのかを知る．どのような歯科治療を受けたか，局所麻酔をしたのか，局所麻酔操作が痛みを伴ったか，局所麻酔が十分に奏効していたか，などについて事前に知っておくことで適切な対処が可能となる．

　また，十分な時間をかけて，病状ならびに麻酔法，治療法について患者が納得するまでわかりやすく説明することは，治療についての協力を得るために大切で，この説明に沿った治療を行うことが患者の信頼を得るために重要である．

　このようにして患者の理解が得られたとき，不安感や恐怖心の多くは解消され，スムーズに歯科治療を進めることができる．しかし，侵襲の大きな処置が予定され，精神的な苦痛が予想されるときや，時間をかけた説明によっても不安感が解消されないときは，笑気吸入鎮静法や静脈内鎮静法など，鎮静効果のある薬物を補助的に用いることで，潜在的な不安感や恐怖心から患者を解放することが可能となり，快適な治療を行うことができる．

# 笑気吸入鎮静法の準備

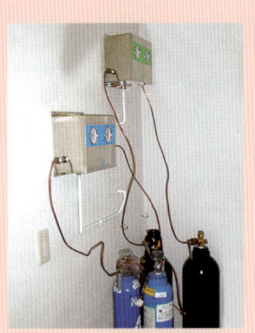

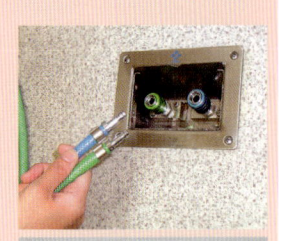

## ◆笑気と酸素の供給

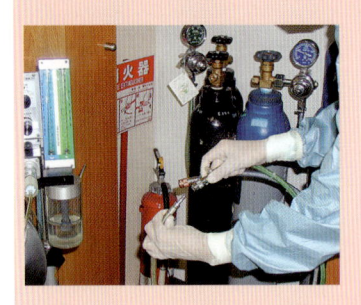

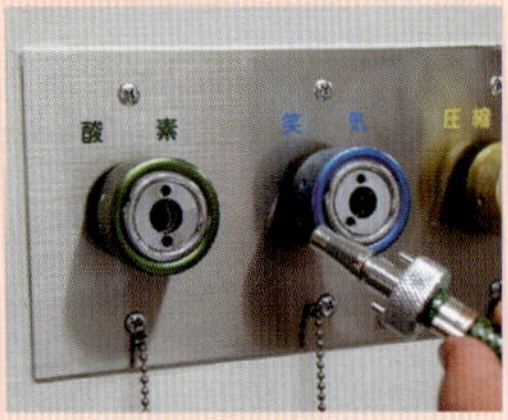

笑気と酸素はボンベから直接，またはセントラルパイピングによって壁や床に設置されたコネクターに接続したホースから吸入鎮静器に供給される．ガスを誤って接続しないように，ガスによって径の違うコネクターやピンインデックス方式のコネクターが使用される．

## ◆減圧弁の取り付け方

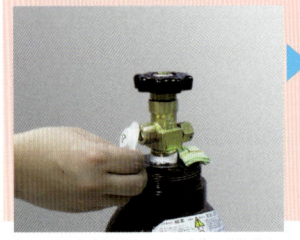

シールを剥がし，ネジの部分にパッキングを付ける．

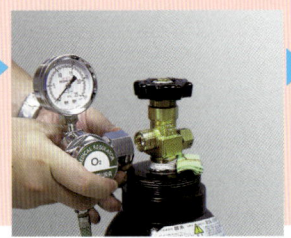

減圧弁の接続部を合わせる．

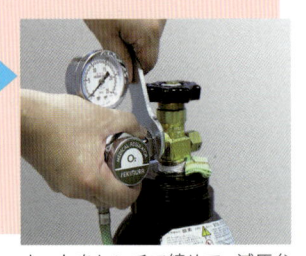

ナットをレンチで締めて，減圧弁をボンベにしっかり取り付ける．

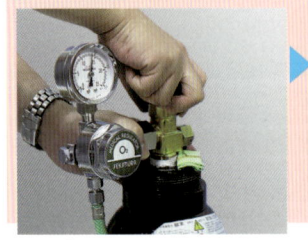

バルブを回して解放する．満タンの酸素ボンベは 150 kg/cm$^2$ の圧を示す．

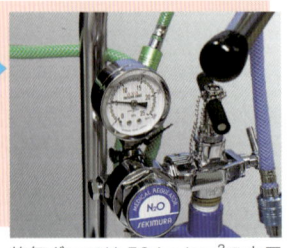

笑気ボンベは 50 kg/cm$^2$ の内圧で液体笑気として充填されており，液体がなくなるとボンベ内圧は減少する．

## 笑気と酸素の供給

笑気吸入鎮静器には，酸素と笑気を下面にあるパイプから供給する．このガス供給の方法には，①笑気吸入鎮静器に取り付けた小型のボンベを使用する方法，②離れたところに設置したボンベからホースを引いてガスを供給する方法，③壁や床に設置した配管を介してガスを供給するセントラルパイピング方式の3つが用いられている．

　酸素と笑気を笑気吸入鎮静器に供給するためには，ボンベに取り付けた減圧弁によって3.5 kg / $cm^2$まで減圧する必要があり，この減圧弁に付いている圧力計によってボンベ内のガス圧を知ることができる．

　酸素ボンベ（シリンダー）には酸素が150 kg / $cm^2$で圧縮充填されており，充填容積によって3 L（内容量500 L），10 L（1,500 L），20 L（3,000 L），40 L（7,000 L）などのものがある．

　笑気ボンベには笑気が51 kg / $cm^2$で圧縮され，液体状態で充填されている．ボンベは充填されている笑気の重量によって区別され，2.5 kg，7.5 kg，30 kgのボンベがある．液体笑気1 kgは15℃で538 Lの気体となるため，2.5 kgボンベは約1,350 L，7.5 kgボンベでは約4,000 L，30 kgボンベでは約16,000 Lのガス容量がある．液体笑気のすべてが気化するまで笑気ボンベのガス圧は51 kg / $cm^2$を示すため，ボンベ内の笑気容量をガス圧で計ることはできず，重量の計量によって残量を推定する．

　70%の酸素，30%の笑気を8 L / 分で吸入すると，酸素は約5.5 L / 分，笑気は約2.5 L / 分を必要とする．すなわち，150 Lの酸素が充填されている3 Lのボンベを使用するときは約1時間30分，10 Lボンベは約4時間30分，20 Lボンベは約9時間，40 Lボンベは約18時間使用できる．笑気については，2.5 kgボンベは約9時間，7.5 kgボンベは約26.5時間，30 kgボンベは約110時間の使用が可能である．

# 笑気吸入鎮静法の準備

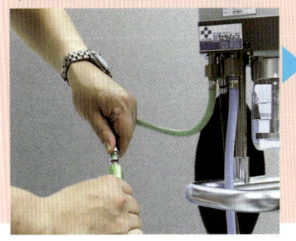

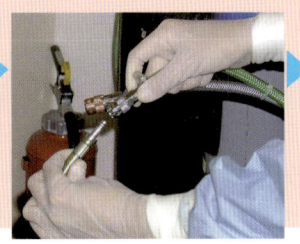

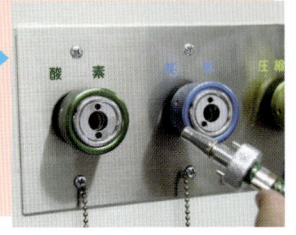

◆笑気吸入鎮静法の準備

鎮静器下面から出ている笑気・酸素用ホースを，ボンベからのホース，あるいはセントラルパイピングからのアウトレットに接続する．

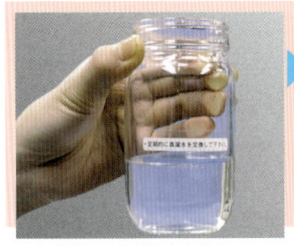

加湿器には滅菌水を入れる．

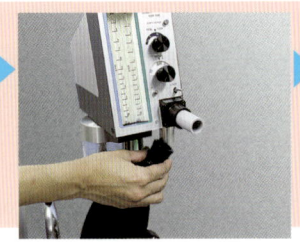

バッグを取り付ける．

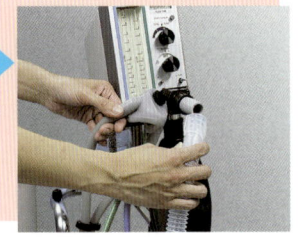

鼻マスクを接続した蛇管を取り付ける．

◆鼻マスクと鼻カニューレ

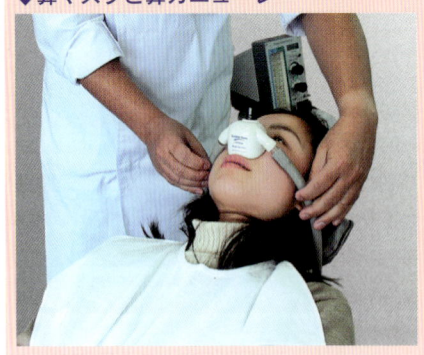

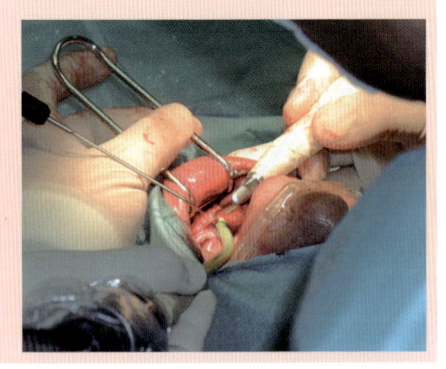

歯科治療には装着の容易な鼻マスクが多く用いられる．鼻マスクには左右のパイプから笑気，酸素の混合ガスが流入し，マスクの上部に付いた一方弁から排出される．また，弁には空気を取り込むための調節孔がある．口腔外科手術や上顎の治療で鼻マスクが治療の妨げになるときは，酸素吸入に用いられる鼻カニューレを使用することがある．

**笑気吸入鎮静器**　笑気吸入鎮静器には，笑気と酸素の流量と混合比を調節する機能がある．この調節は，流量調節ダイアルと笑気濃度調節ダイアルによって行う．

　笑気濃度調節ダイアルを OFF から笑気濃度 0％（酸素 100％）に回すことで，吸入ガスが流れ始める．

　流量調節ダイアルには目盛がついていないため，0％の状態で酸素のフローメーター上の目盛によって総流量を設定する．ガス流量は 1 分間の流量で表示されており，この設定は鼻マスクから吸入したときバッグがしぼまない量とする．鼻マスクの空気混合孔を閉じたときは，成人で 6～8 L / 分を必要とする．空気を混合させるときは，これより少ない流量で足りるが，吸入笑気濃度が設定値より低下する．

　笑気濃度調節ダイアルの表示は笑気濃度を示し，30％でロックが働き，これ以上の笑気濃度を得たいときは解除ボタン（HiN$_2$O）を押しながらダイアルを回す必要がある．目盛は低酸素症を防止するため，笑気濃度 70％以上には設定できない．流量調節ダイアルによってガス流量を決め，笑気濃度を笑気濃度調節ダイアルによって設定できるため，個々のガス流量を調節する必要はない．

　乾燥した吸入ガスを加湿するための加湿器が笑気吸入鎮静器に装着されている．容器内には滅菌水を入れて使用するが，汚染されたガスを吸入させないために，毎日滅菌水を交換する必要がある．水の中にガスを通すことで加湿するが，加湿効果は十分ではない．しかし，上気道で十分加湿されるため，歯科治療のような短時間の処置には十分である．

　患者は，一方弁のついた鼻マスクあるいは鼻カニューレで混合ガスを吸入する．

　設定した濃度の混合ガスを吸入させるためには，適合した鼻マスクを選択する必要がある．鼻マスクが適合しているときはリザーブバッグが呼吸に応じて膨らんだり，しぼんだりすることが観察できる．深呼吸などによって換気量が増加するとリザーブバッグ内のガスが不足して呼吸苦を訴える．このようなときは流量を増やすか，一方弁についた空気混合孔を開いて一部大気を吸入させる．

　鼻カニューレは，上唇を翻転させる必要のある上顎の治療などで，鼻マスクの適合が得られないときに使用する．鼻カニューレの内径は小さく，大流量のガスを流すことができないため，通常，3 L / 分前後の流量が用いられる．これは，吸気時に同時に大気を吸入することを意味しており，設定した笑気濃度より低い濃度の笑気ガスを吸入することとなる．この理由から，20％の笑気を吸入させたいときは，30～40％に設定して吸入させることが必要となる．

　一般的に使用される鼻マスクや鼻カニューレでは，呼気を一方弁によって大気中に放出する構造になっている．このため，笑気吸入鎮静法を行うときは，室内空気の十分な循環と換気が必要である．

# 笑気吸入鎮静法の実際

◆マスクのセット

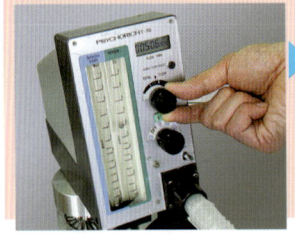

酸素を6L/分で流す．

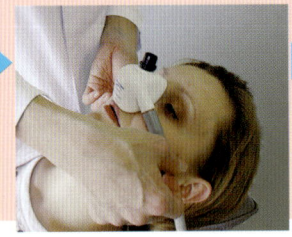

適合したサイズの鼻マスクをのせる．

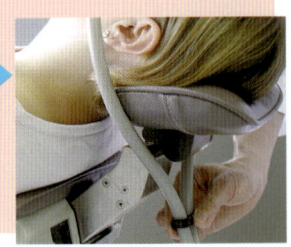

ヘッドレストのうしろでゴムホースを固定する．

◆流量の調節

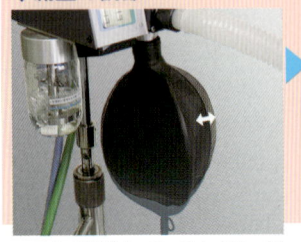

マスクが適合しているときは，呼吸に合わせてリザーバーバッグが動く．

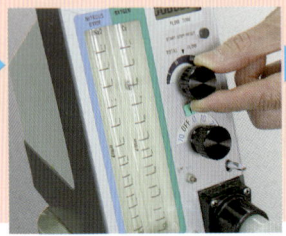

バッグがしぼまないように流量を調節する．

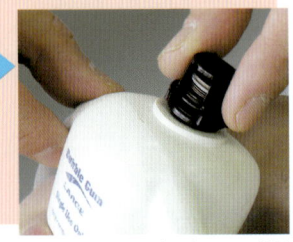

大きく吸い込んだとき，バッグがしぼむようであれば，呼吸弁を開く．

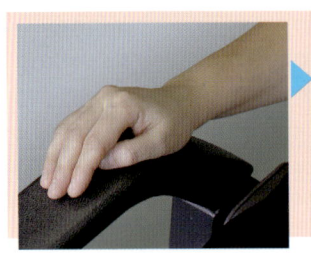

手の緊張がとれる．

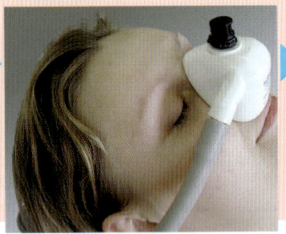

額の湿潤がみられる．

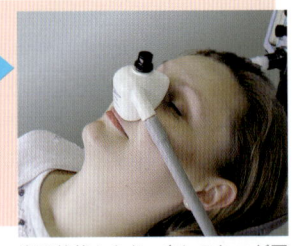

半眼状態となり，少しろれつが回らなくなる．

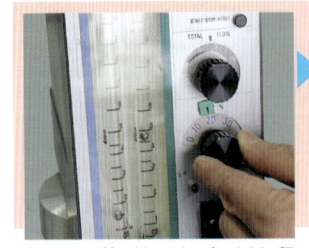

気分の不快がなければ，30％程度までの笑気吸入も使用できる．

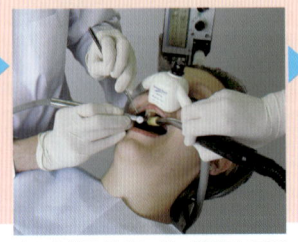

痛みを伴う治療では，確実な局所麻酔のあとに治療を開始する．

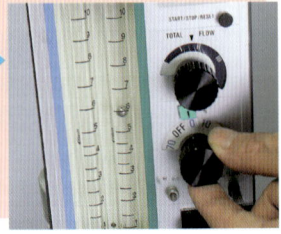

治療終了時には酸素を吸入させる．

### 笑気吸入による感覚変化

笑気吸入鎮静法を行うとき，患者はさまざまな感覚の変化を感じる．
患者が精神的にリラックスすると，次のような症状が現れる．

1　背中が温かく感じる．
2　手足が重く，しびれるような感じがする．
3　まぶたが重くなる．
4　頭が重く感じる．
5　少しろれつが回らなくなる．
6　周囲の音，とくに高い音が耳に響く．

　一般に，リラックスしたときに現れるこれらの症状は，20％前後の笑気を5～10分ほど吸入することによって生じる．しかし，これより低濃度の笑気の吸入で落ち着いた気分になることも多い．
　一方，より高濃度の笑気を吸入すると，手足が動かない，周りの風景が回って見える，目の前が暗くなる，落ちていくような感じがして意識が遠くなる，吐き気がする，などの不快な感覚が生じる．
　これらの感覚の変化は，ふだんの生活のなかで経験することはない．笑気吸入鎮静法をすでに経験している患者では，これらの感覚の変化に不快を感じることは少ないが，はじめて経験する患者は，感覚の変化を不快と感じることがある．
　患者が不快に感じる感覚は笑気の吸入濃度を下げることで和らぐが，一度不快を覚えると笑気吸入鎮静法に対して不信感をもつことになり，再び笑気吸入鎮静法を試みてもリラックスした気分になることはむずかしい．
　笑気吸入鎮静法を行うときは，たとえ笑気吸入に伴う感覚の変化が生じなくても，気持ちが少しでも楽になれば精神鎮静法の目的は達成できたと考えることが大切である．はじめて笑気吸入鎮静法を行う患者で成功させるためのコツは，少し浅いくらいの鎮静度で維持することである．

### 笑気吸入鎮静法の実際

　笑気吸入鎮静法で使用する20～30％の笑気ガスの吸入では，はじめから治療中に用いたい笑気濃度に設定して差し支えない．
　鼻マスクを当て，流量調節ダイアルで100％酸素が6～8 L／分流れることを確認し，ただちに設定したい笑気濃度に調節する．はじめて笑気吸入鎮静法を経験する患者では，軽度の感覚変化は現れるが，ほとんど不快に感じることのない15％の吸入笑気濃度に設定する．
　感覚の変化は，笑気の吸入を始めてから5～10分ほどで現れる．このあいだに笑気の吸入によって生じる感覚変化について説明し，これらの感覚変化に不安感をもつ必要のな

# 笑気吸入鎮静法の実際

◆笑気吸入鎮静法における吸入笑気濃度と感覚変化

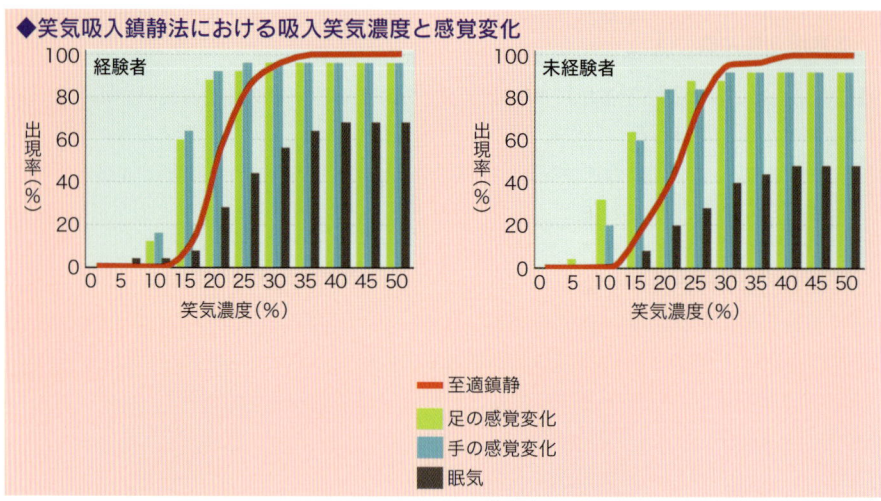

経験者 / 未経験者

- 至適鎮静
- 足の感覚変化
- 手の感覚変化
- 眠気

15～20％以下の笑気の吸入で，手足のしびれ感，背中が暖かくなる感じ，眠気，頭重感などの感覚の変化が現れ，鎮静状態とよく相関する．

◆吸入笑気濃度と至適鎮静，不快感の出現

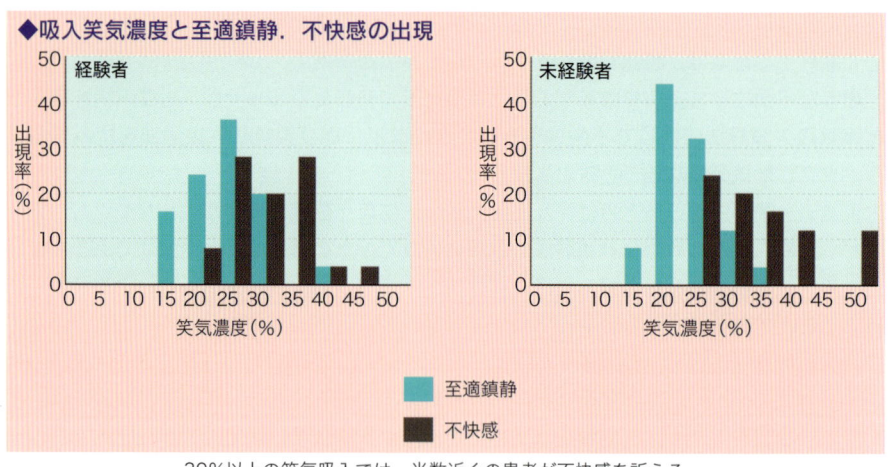

経験者 / 未経験者

- 至適鎮静
- 不快感

30％以上の笑気吸入では，半数近くの患者が不快感を訴える．

いこと，治療が終了して笑気吸入を止めるとすぐに吸入前の状態に戻ることを話しておくと，患者を安心させるのに有効である．また，とくに深呼吸を行わせずに，ふだんどおりに呼吸させ，不快なときは我慢せずに知らせるように指示しておく．

　手足が重く，しびれるような感覚は，手の緊張低下として他覚的に判断できる．また，背中が温かくなる感じは額の湿潤によって知ることができ，眠気は眼瞼の軽度の下垂や，ろれつが回らなくなることで知ることができる．そこで，これらの徴候がみられたとき，患者が感じているであろう感覚変化について伝えることは，患者の感覚変化についての不安感を解消し，スムーズに鎮静状態に導入するのに役立つ．

　患者の気分がよいことが確認でき，不快に感じないときは，20％程度まで笑気濃度を上げると効果的である．しかし，はじめて笑気吸入鎮静法を経験する患者では，感覚変化を不快に感じないように，やや浅い鎮静としたほうが，2回目以降の鎮静法の導入がスムーズに行える．

　笑気吸入鎮静法での感覚変化に患者が慣れているときは，はじめから20％に設定して導入を行う．また，抜歯などの侵襲の大きい処置では，一時的に30％程度の比較的深い鎮静の応用も有効である．しかし，さらに高濃度の笑気吸入は，不快感とともに意識の混濁，反射の抑制をきたしやすい．高濃度の笑気を吸入させた状態は，治療を行う歯科医師には治療がしやすいように感じられるが，患者にとっては苦痛であり，危険である．とくに，口腔内で出血したり，大量の水を用いる歯科治療では，誤嚥や気道閉塞を引き起こす原因となり，患者を大きな危険にさらすこととなる．

　笑気吸入鎮静法は，緊張して治療に臨む患者がリラックスして歯科治療を受けられるようにする方法である．笑気吸入鎮静法を用いるときは，不快な感覚を生じさせない濃度の笑気を吸入させることと，たとえ患者が慣れていても，意識を消失させず，歯科医師と患者が絶えずコンタクトがとれる状態に維持することが重要である．

　歯科治療が終了してから笑気を止めて純酸素を吸入させると，笑気吸入で生じた感覚の変化は徐々に消退し，10分程度でもとの状態に戻る．酸素の吸入時間が短いと，頭痛やふらつきが残ることがある．不快な症状を残さないためには，治療終了後，十分な時間酸素を吸入させる必要がある．

　適切な笑気吸入鎮静法の応用によって，鎮静による自律神経系の安定，高濃度酸素吸入による血液の酸素化の改善が得られることから，呼吸・循環器系に好ましい効果を得ることができる．このことから，不安感や恐怖心をもって受診する患者の精神的な管理のみならず，軽度の呼吸・循環障害をもつ患者の管理にも有用である．

# 静脈内鎮静法

◆鎮静薬の準備

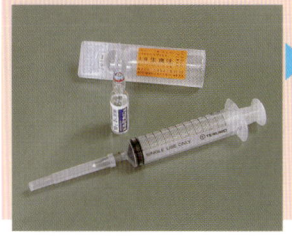

ミダゾラム，10 mLシリンジ，注射針を準備する．

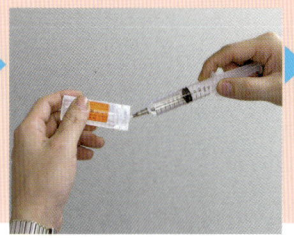

生理食塩水を8 mL吸引する．

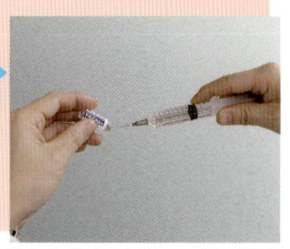

次にミダゾラム 10 mg（2 mL）を吸引して，1 mg/mLに希釈する．

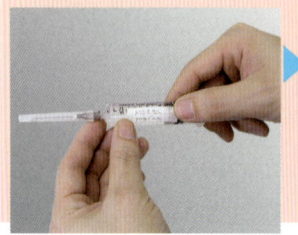

シリンジには，内容を書いたラベルを貼る．

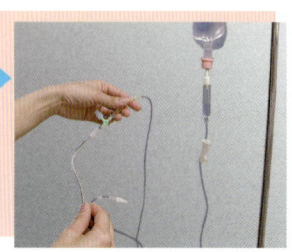

5％ブドウ糖液あるいは乳酸加リンゲル液に，回路の途中に三方活栓を付けた輸液セットをつなぎ，回路内を輸液でみたす．

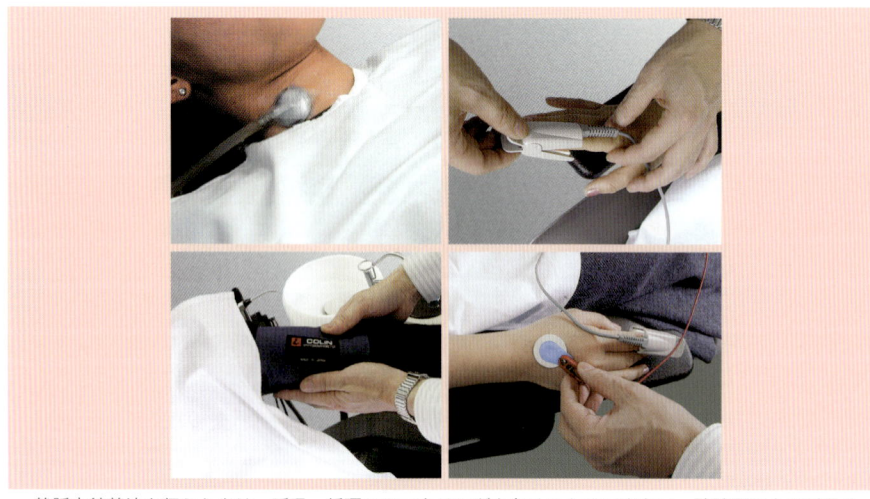

静脈内鎮静法を行うときは，呼吸，循環のモニタリングを欠くことはできない．聴診器による呼吸のモニタリングや酸素飽和度の測定，血圧測定，心電図モニターなどを用いる．

笑気吸入鎮静法では，治療のために開口や，顔が動いて鼻マスクが適合しないとき，空気が混入して吸入笑気濃度が低下する．笑気吸入鎮静法は，吸入濃度を調節しやすいという利点をもつが，一方，血中濃度を一定に保ちにくく，鎮静状態を維持しにくいという欠点も併せて有している．

　静脈内鎮静法は，少量の精神安定薬や静脈麻酔薬を静脈路から間歇的，あるいは持続的に静脈内に投与することによって鎮静状態を得ようとする方法である．静脈内に投与された鎮静薬はただちに脳に運ばれ，受容体と結合し，投与から数十秒で効果を発揮する．

　多くの鎮静薬は，治療中の記憶がない，あるいは不明瞭となる健忘効果をもつ．恐怖心や不安感を有する患者，嘔吐反射の強い患者，さらに，小外科手術などで強いストレスが予想されるとき，静脈内鎮静法による鎮静効果は，確実に患者の安静を保ち，ストレスに起因する合併症を予防するための効果的な管理方法である．

　しかし，鎮静薬の過量投与は，容易に意識の消失，呼吸，循環の抑制をきたし，血中濃度が低下するまで数十分間持続する．このことから，静脈内鎮静法を用いて歯科治療を行うときは，鎮静薬投与から覚醒までのあいだ，治療を行う歯科医師のほかに，全身管理について十分な訓練を受けた歯科医師（歯科麻酔医）によって管理されなければならない．

**静脈内鎮静法の準備**

　静脈内鎮静法を行うときは，鎮静薬を投与するために静脈路を確保する必要がある．静脈内鎮静法では，通常，22Ｇや24Ｇの細い静脈内留置針が多く利用される．

　呼吸や循環に影響を与える静脈内鎮静法では，呼吸，循環のモニタリングが必須である．

　呼吸のモニターとして手軽なのは，頸部に取り付けた聴診器である．聴診器をとおして，呼吸の有無，舌根沈下や分泌物，血液，水などの貯留を容易に知ることができる．パルスオキシメーターは，気道閉塞や息ごらえ，換気量の低下時の酸素飽和度の低下を数値で表示し，かつ，治療操作にも影響されない有用なモニターである．

　とくに，鎮静薬投与開始直後には血圧低下が生じやすいことから，短い間隔で繰り返し測定できる自動血圧計の使用が推奨される．また，虚血性心疾患や不整脈のある患者に対しては心電図モニターを用いることが必要である．

　鎮静薬の過量投与は，容易に意識の消失，呼吸，循環の抑制を生じる．いつでも使用できるように酸素吸入，人工呼吸のためのAMBUバッグ，昇圧薬などの救急薬を準備する．

　意識消失時の誤嚥を予防するために，鎮静法を行う6時間程度前からの禁飲食を行うことがある．しかし，通常の歯科治療では，2～3時間前に軽食をとらせたほうが精神的な安静が得られやすく，有効なことも多い．このときは意識の消失を生じない投与量とするよう，細心の注意のもとに鎮静薬の投与を行う．

# 静脈内鎮静法の実際

◆静脈路の確保

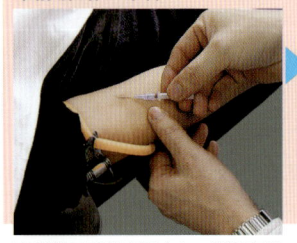

穿刺部の頭側を駆血し、静脈内留置針を留置する．

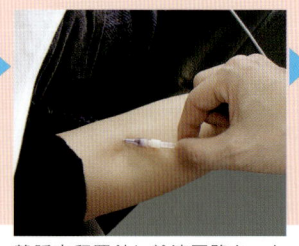

静脈内留置針に輸液回路をつないで固定する．

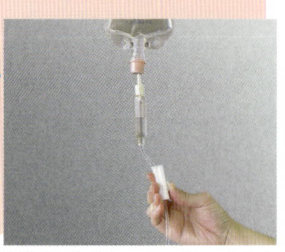

1滴/1秒くらいの、ゆっくりした点滴速度で滴下する．

◆鎮静薬の投与

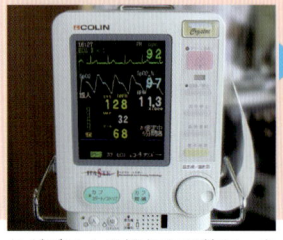

ミダゾラムを投与する前に、血圧、脈拍を確認する．

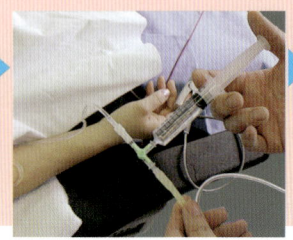

過量投与にならないように患者を観察しながら、1分程度の間隔をおいて、ミダゾラムを0.5 mLずつ投与する．

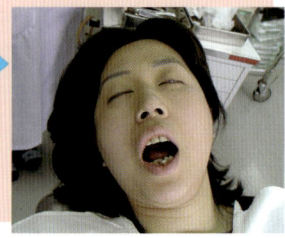

ろれつが回りにくく、手足の緊張がとれ、半眼状態（ベリルの徴候）が現れたところで投与を中止する．

◆ベリルの徴候

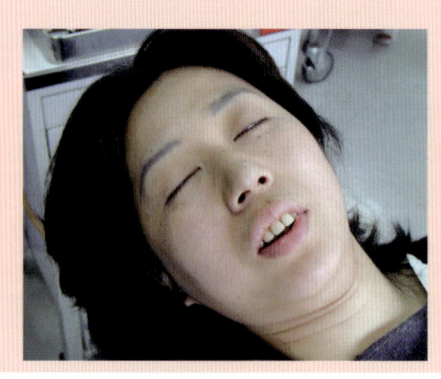

至適鎮静状態になると、上眼瞼が下がるベリルの徴候が現れる．

ここでは臨床で最も多く利用される精神安定薬であるジアゼパム，ミダゾラムによる静脈内鎮静法と，近年，臨床応用が始まったプロポフォールによる方法について解説する．

### ジアゼパムによる静脈内鎮静法

ジアゼパム（セルシン®，ホリゾン®）は，鎮静薬，催眠薬また抗痙攣薬として広く用いられている．また，注射薬（10 mg／2 mL）は，静脈内鎮静法をはじめ，全身麻酔の導入や痙攣性疾患の治療などに利用されている．

ジアゼパムは投与量，投与速度によって効果が異なる．成人に対する静脈内鎮静法では，平均して体重 1 kg あたり 0.2 mg 程度，体重 50 kg の患者に対して 10 mg のジアゼパムの緩徐な投与で十分な鎮静状態が得られる．一方，全身麻酔の導入に用いられる同じ量のジアゼパム 10 mg の急速投与は，意識の消失をきたし，呼吸・循環器系の抑制を生じる．

ジアゼパムの静脈内投与によって，ときに血管痛や血管炎が生じる．手背などの細い血管は避け，できるだけ太い血管に静脈路を確保する必要がある．

ジアゼパムは 2 mL のシリンジに吸引しておき，2.5 mg（0.5 mL）ずつ，患者の様子を観察しながら，点滴セットの三方活栓から 30 秒～1 分間隔で投与する．

静脈内鎮静法で，患者が十分な鎮静状態になると，次のような徴候が現れる．
1　瞼が重くなり，ベリルの徴候とよばれる半眼状態となる．
2　手足の緊張がとれる．
3　ろれつが回らなくなる．
4　少し眠気を訴える．

これらの徴候が現れたときは，標準投与量に達しなくてもジアゼパムの投与を止める．

静脈内鎮静法では，鎮静薬の投与直後が最も鎮静度が深く，健忘効果も強い．鎮静薬を投与してから 20 分程度までの深い鎮静と健忘効果が得られるあいだに，浸潤麻酔やストレスの強い歯科治療，小外科手術を終わらせるように治療計画を立てる．

深い鎮静状態では，意識の消失，舌根の沈下，血圧低下などが生じることがあり，注意深い観察とともに，頻回の血圧測定，酸素飽和度の監視が必要である．治療を中断し，患者への呼びかけ，気道の確保，酸素投与などを行うことで，通常，これらの症状は 5～10 分ほどで消退する．応答ができることを確認できたのちに歯科治療を再開する．

ジアゼパムによって歯科治療による痛みを取ることはできない．鎮静状態を維持できなくなる最も大きな原因は，治療中の痛みである．痛みが原因で鎮静状態が得られないときのジアゼパムの追加投与は，効果が得られないばかりか，突然の意識の消失や呼吸の抑制などの合併症を引き起こす．確実な局所麻酔のもとに，痛みがないことを確認しながら治療を行わなければならない．

ジアゼパムによる効果的な鎮静は 30 分程度持続し，それ以後，患者の意識が徐々に

# 静脈内鎮静法の実際

◆歯科治療

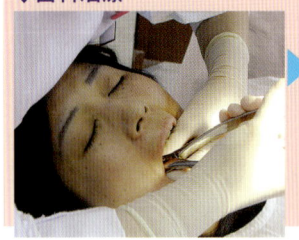

バイタルサインを確認し，応答が得られることを確認してから歯科治療を開始する．

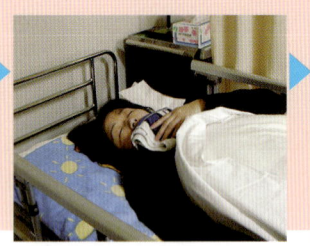

治療終了後は，ユニット上あるいは回復室において，ふらつきがなくなるまで管理する．

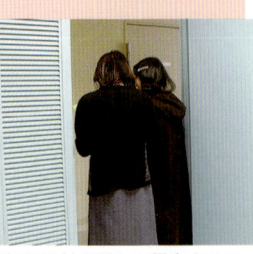

責任ある付き添いと帰宅させる．

### Side memo

**ジアゼパムやミダゾラムによる覚醒遅延に対する拮抗薬の使用**　ジアゼパムやミダゾラムなどのベンゾジアゼピン系鎮静薬は中枢神経系にあるGABA受容体とよばれる受容体に結合して鎮静効果を発揮する．近年，開発されたフルマゼニール（アネキセート®）もGABA受容体に結合し，すでに結合しているベンゾジアゼピン系鎮静剤を追い出すようにして受容体に結合する（競合的拮抗）．この結果，ベンゾジアゼピン系鎮静薬の鎮静作用は減弱し，患者の意識がはっきりしてくる．

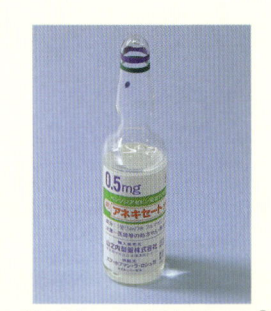

フルマゼニール（アネキセート®）

　このベンゾジアゼピン系鎮静薬の拮抗薬であるフルマゼニールは，手術麻酔で用いたミダゾラムなどの効果が遷延して覚醒遅延を起こしたときや，集中治療室でベンゾジアゼピン系鎮静剤を投与しながら人工呼吸をしている患者の意識を回復させるときなどに使用される．

　ジアゼパムやミダゾラムを使用した静脈内鎮静法で，意識の消失や舌根の沈下が生じたとき，あるいは，追加投与を行って覚醒の遅延が生じたとき，フルマゼニールの投与によって覚醒させることが可能である．

　このフルマゼニールの使用によって，とくに深すぎる鎮静によって呼吸抑制が生じたときの管理が容易になった．しかし，このような中枢神経の抑制状態は鎮静剤の過量投与によって生じ，そのあいだ，患者は危険な状態に置かれているのである．この危険な状況は，患者の鎮静状態，全身状態の十分な観察と慎重な鎮静薬の投与で防止できることを忘れてはならない．

はっきりし，もとに戻ったように感じるが，投与後 1 時間程度まではふらつきが残る．このため，治療終了後すぐに帰宅させることはせず，短時間の治療であっても 30 分〜1 時間程度休憩させ，責任ある成人の付き添いといっしょに帰宅させる．もしも付き添いがいない場合は，少なくとも投与後 2 時間程度まで管理して，ふらつきがないことを確認したうえで帰宅させる．

治療時間が長くなるとき，1〜2 mg ずつのジアゼパムの追加投与を行うことがあるが，20 mg（2 アンプル）以上の投与では，帰宅を許可できないことがある．このような回復の遅れを生じさせないためには，追加投与を必要としない治療計画を立てることが大切で，投与 30 分以後はストレスのかからない治療を行うなどの工夫が必要である．

静脈内鎮静法に使用される量のジアゼパムの投与であっても，血液中には 24 時間以上にわたってジアゼパムが残存すること，数時間後に再び眠気が現れることが知られている．

この理由から，治療日には自動車や自転車の運転は禁止し，帰宅後に眠気が現れる可能性のあることを知らせておくことが，治療後の事故を防ぐために必要である．

### ミダゾラムによる静脈内鎮静法

ミダゾラムはジアゼパムと同じベンゾジアゼピン系の精神安定薬であるが，全身麻酔の導入薬として開発された薬物である．ジアゼパムのもつ血管痛などの刺激作用がない，水溶性で生理食塩水などで希釈できる，などの特徴をもつ．

ミダゾラムによる静脈内鎮静法での平均的な投与量は 0.05〜0.075 mg / kg であり，体重 50 kg の患者に対して 2.5〜3.75 mg に相当する．ミダゾラムは 2 mL のアンプルに 10 mg 入っており，8 mL の生理食塩水を加え，1 mg / mL に希釈して用いる．

ミダゾラムは血管痛を生じないため，速い投与が可能である．しかし，2.5〜3.5 mg 程度であっても一度に投与すると，意識の消失，舌根の沈下が生じる．このため，2 mg 程度を投与したあとは，患者の状態を観察しながら 0.5 mg ずつ 1〜2 分間隔で投与する．

ミダゾラムを使用したときの鎮静状態の持続時間はジアゼパムより短く，15〜20 分程度で意識がはっきりする．このため，治療時間が長いときは，0.5 mg ずつの追加投与が行われることがある．追加投与による回復の遅れはジアゼパムより短いものの，5 mg 以上の投与では，治療が終わってから帰宅まで長時間休ませる必要がある．

ミダゾラムによる静脈内鎮静法での意識の回復はジアゼパムより速いが，ふらつきがなくなるまでの時間に大差はない．ジアゼパムによる静脈内鎮静法と同様，十分休憩させたのちに責任ある付き添いとともに帰宅させる．

# 静脈内鎮静法の実際

◆プロポフォールと注入ポンプ

静脈麻酔薬であるプロポフォールの注入ポンプによる持続投与, あるいは少量ずつの間歇投与による静脈内鎮静法が臨床に応用されている.

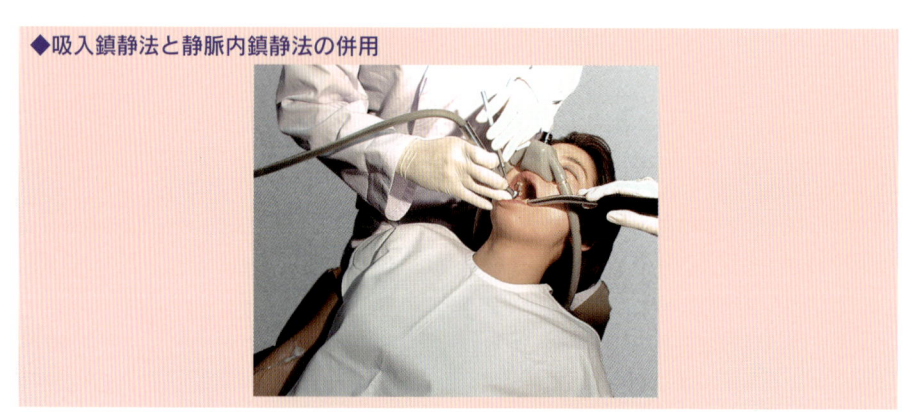

◆吸入鎮静法と静脈内鎮静法の併用

吸入鎮静法と静脈内鎮静法を組み合わせることで, 呼吸, 循環に障害をもつ患者や, 長時間の治療を必要とする患者に対しても安全に鎮静状態を維持することが可能となっている.

### プロポフォールによる静脈内鎮静法

プロポフォールは作用時間がきわめて短く，代謝が早いという特徴をもつ静脈麻酔薬で，麻酔の導入ばかりでなく，注入ポンプで持続的に投与することによって全身麻酔の維持や集中治療室での鎮静にも使用されている．

プロポフォールによる静脈内鎮静法での持続的な投与量は，全身麻酔の維持に使用される量の1/3〜1/4にあたる1〜3 mg/kg/時で，次に示すような効果が現れる．
1　眠気はあまり感じないが，不安感や恐怖心がなくなる．
2　医師とのコンタクトがしっかりできる．
3　嘔吐反射が有効に抑制される．
4　咽頭反射が保たれる．
5　ジアゼパムやミダゾラムでみられる健忘効果は少なく，治療中の記憶がある．
6　血圧の上昇，脈拍の増加が抑制される．
7　投与速度を調節することで鎮静度を容易に調節できる．
8　投与中止後，数分ではっきりし，15分で歩行可能，1時間以内に帰宅可能な状態となる．

プロポフォールによる静脈内鎮静法の特徴は，持続的な投与によって鎮静状態を長時間一定に保てるが，健忘作用がほとんどないことで，健忘効果の強いジアゼパムやミダゾラムによる静脈内鎮静法と大きく異なる．プロポフォールは強力な静脈麻酔薬であり，鎮静法を担当する歯科麻酔医による厳密な投与速度の管理が必須である．

### 笑気吸入鎮静法と静脈内鎮静法の併用

今日，精神鎮静法は，比較的長時間に及ぶインプラント手術や歯周外科手術などにも応用されている．これらの手術では，患者が比較的高齢であることから呼吸，循環の抑制の生じることのない安全な管理が必要である．

笑気吸入鎮静法では鎮静が不安定になりやすいが，長時間にわたって一定の笑気濃度を吸入でき，さらに，高濃度の酸素を供給できる．一方，ジアゼパムやミダゾラムは確実な鎮静状態と健忘効果が得られるが，効果時間が限られ，長時間手術では過量投与となりやすい．また，高齢患者では，通常量の鎮静薬でも呼吸抑制や血圧低下が生じやすい．

今日，これらの鎮静法の長所，短所を考慮した笑気吸入鎮静法と静脈内鎮静法の併用が臨床で応用されている．

笑気吸入鎮静法によって十分に酸素を供給し，手術などの強い侵襲が加わる前に，通常投与量の半量程度の鎮静薬を投与する方法がその1つで，鎮静薬の呼吸，循環の抑制を最小限にすることができる．健忘効果のあるうちに侵襲の大きな処置を終わらせ，その後，低濃度笑気による鎮静効果と徐々に減弱する鎮静薬の効果によって，患者は苦痛を伴うこ

# 静脈内鎮静法の実際

とがなく，比較的長時間の処置を行うことができる．

　笑気吸入鎮静法と静脈内鎮静法の併用は，精神的な安静の維持ばかりでなく，高濃度の酸素供給と循環変動を抑制する効果があり，とくに，麻酔操作や手術侵襲によって大きな循環変動をきたすおそれのある高血圧症や虚血性心疾患患者などの管理に有用である．

　精神鎮静法に用いられる薬物の多くは，鎮静作用とともに呼吸，循環を抑制する．事前の十分な患者評価，術中のモニタリングを欠かすことはできず，緊急時に対応できる歯科麻酔医の管理のもとで行うことが，安全に歯科治療を行ううえできわめて重要である．

# 5 ペインクリニック

　歯科を受診する患者のなかには，治療後何日経っても痛みや麻痺が残ったり，日常生活のなかで突然生じた持続する，あるいは反復する痛みや麻痺を訴えることがある．これらの症状の原因には，外科処置や麻酔操作に伴う末梢神経の損傷，中枢神経系の異常，腫瘍，外傷，血行異常，代謝や栄養の異常などがある一方，原因不明の痛みや麻痺なども多い．

　ペインクリニックでは，これらの鑑別診断を行い，おもに難治性で，中枢神経系の異常を原因としない痛みや麻痺の治療を行う．

　ここでは，日常臨床で比較的遭遇する機会の多い三叉神経痛，三叉神経麻痺，顔面神経麻痺について解説する．

　ここにあげる疾患のほかにも，口腔顔面領域に現れる疼痛性疾患，麻痺性疾患がある．ペインクリニックでは，鍼灸治療などによる東洋医学的治療も行われるほか，さまざまな薬物治療，脳神経外科的治療が広く行われるようになっている．これらの詳細は，成書を読まれるか，大学病院などの麻酔科，ペインクリニック科にご照会いただきたい．

# 三叉神経痛

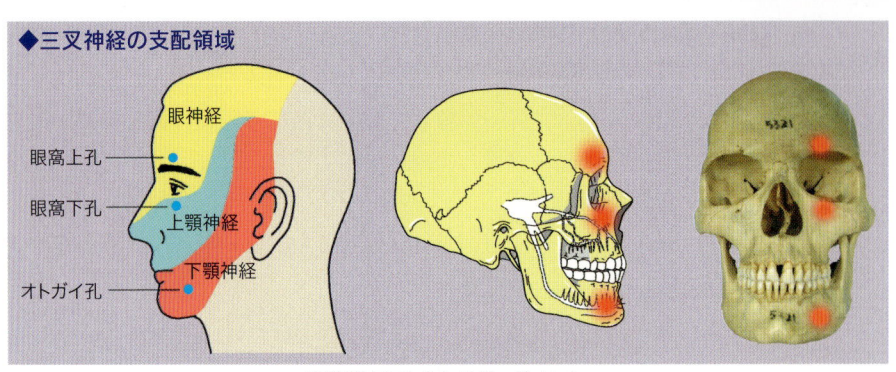

◆三叉神経の支配領域

- 眼窩上孔
- 眼窩下孔
- オトガイ孔

眼神経
上顎神経
下顎神経

頭蓋標本にみるトリガーポイント

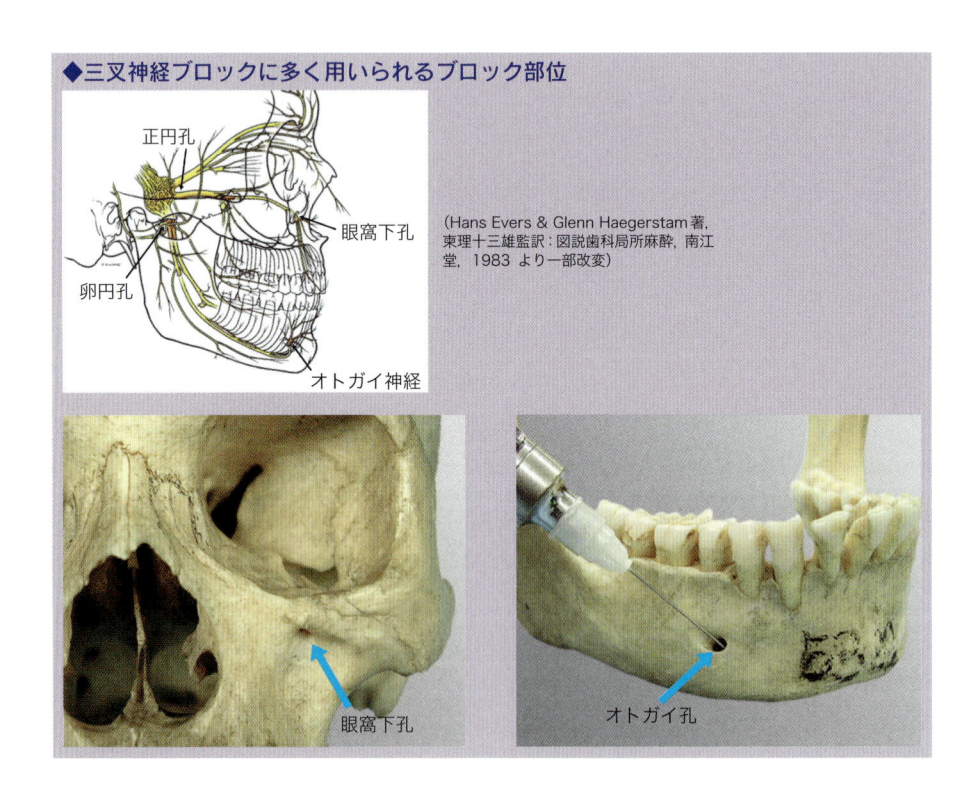

◆三叉神経ブロックに多く用いられるブロック部位

- 正円孔
- 卵円孔
- 眼窩下孔
- オトガイ神経

(Hans Evers & Glenn Haegerstam 著, 束理十三雄監訳：図説歯科局所麻酔, 南江堂, 1983 より一部改変)

眼窩下孔

オトガイ孔

**痛, 知覚麻痺, 痙攣, 運動麻痺**　神経の異常は, 過敏と麻痺に分類される. 体性神経には知覚神経と運動神経があり, 知覚神経の過敏を「痛」, 麻痺を「知覚麻痺」といい, 運動神経の過敏を「痙攣」, 麻痺を「運動麻痺」という. すなわち, 顔の知覚は三叉神経によって, 表情筋の運動は顔面神経によって司られているので, 顔面の痛みは「三叉神経痛」であり, 表情筋がピクピクするのは「顔面神経痙攣」である.

**三叉神経痛**　口腔顔面領域の知覚の大部分は, 三叉神経が支配している. 三叉神経は左右の三叉神経節から3つの枝, すなわち眼神経 (第Ⅰ枝), 上顎神経 (第Ⅱ枝), 下顎神経 (第Ⅲ枝) を出し, それぞれ眼裂から前額部, 眼裂から上唇, 下唇から下顎下縁までの知覚を司っている. この三叉神経の左右の各枝は, 正中を超えることはなく, 三叉神経に由来する痛みや知覚麻痺はそれぞれの枝の支配領域に限局して現れる.

　真性の三叉神経痛は, 第Ⅱ枝あるいは第Ⅲ枝に現れることが多く, 会話や食事, 精神的緊張, 冷水や冷気あるいは手指が顔面の皮膚や粘膜に触れることなどで誘発される激烈な痛みである. 三叉神経痛の発作は, 突然始まり, 数秒から数分間持続し, これが治まるとまったく症状が消失するのが特徴である. 発作は三叉神経が骨から皮膚に出る眼窩上孔 (第Ⅰ枝), 眼窩下孔 (第Ⅱ枝), オトガイ孔 (第Ⅲ枝) への圧迫で誘発される. これらをトリガーポイントといい, ここでの圧迫刺激が三叉神経痛の診断に重要である.

　真性の三叉神経痛であるか, 仮性の三叉神経痛であるかは, 痛みの程度, 持続時間, 痛みの誘因の有無, 痛みの範囲などで診断するが, 視診や触診による軟組織の異常の有無, エックス線検査によって, 痛みを誘発する可能性のある歯などの有無を確認することが重要である.

*Side memo*

**真性と仮性**　本態性高血圧や症候性三叉神経痛などのように, 疾患名の前に, 真性, 特発性, 本態性, 仮性, 症候性などがつくことがある.
　真性, 特発性, 本態性とは, 「ほかに原因がない, 確かな」という意味であり, 仮性, 症候性とは, 「症状は同じであるが, ほかの疾患が原因であるもの」をいう. 仮性三叉神経痛とは, 炎症や腫瘍などを原因として三叉神経痛の症状が出るときをいい, 症候性高血圧とは, 腎疾患などが原因で高血圧を示すことをいう.
　臨床において, 真性, 特発性, 本態性と確定することは, 実のところ困難であり, 「現在のところほかに原因がみつからない」ときに使用されることが多く, 実際には原因の存在することもある. たとえば現在, 真性三叉神経痛と考えられても, 顎骨内に原因がみつかったときは, 診断名は症候性三叉神経痛に置き換えられる.

# 三叉神経痛

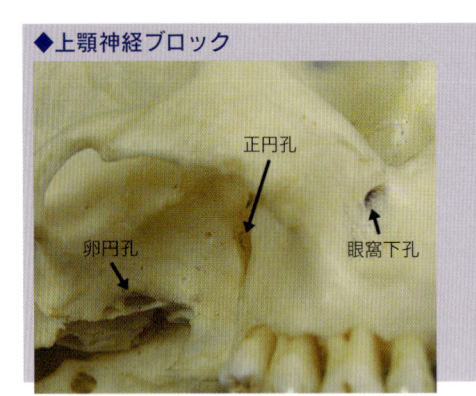

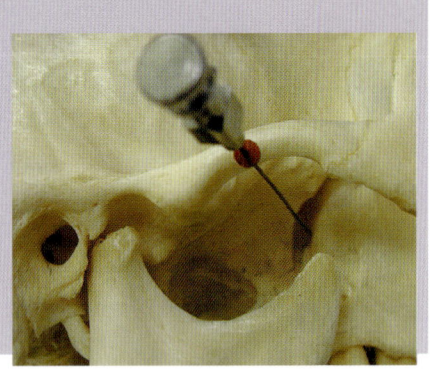

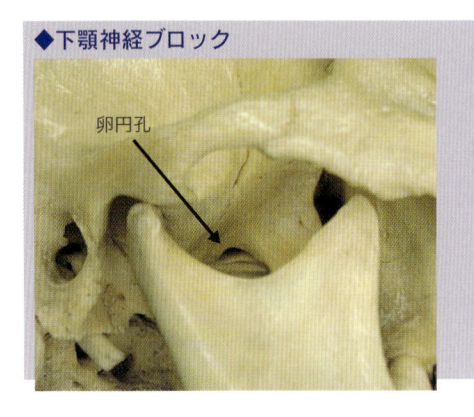

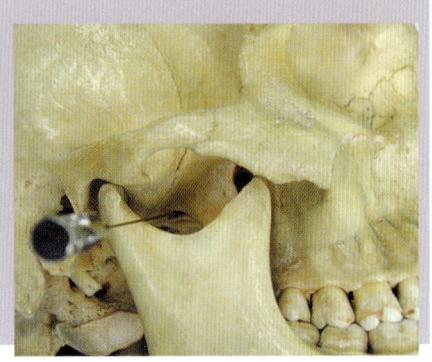

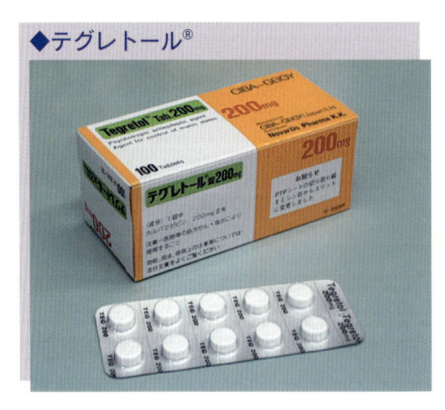

◆上顎神経ブロック

正円孔
卵円孔
眼窩下孔

◆下顎神経ブロック

卵円孔

◆テグレトール®

200～400 mg/日を，1，2回の分服から始め，600 mg/日程度まで症状によって増減する．1,200 mg/日まで投与できる．

多くの真性三叉神経痛には，抗痙攣薬でもあるテグレトール® が有効である．テグレトール® を投与し，また，投与量を増量してもまったく効果が現れないときは，局所的な原因がないかどうか，再度調べる必要がある．

　三叉神経痛の治療は，仮性のものに対しては原因の除去を基本とし，真性のものに対してはテグレトール® の投与を行う．しかし，痛みが激しく，日常生活に支障をきたす場合は神経ブロックも行われる．神経ブロックは激しい痛みに著効するが，知覚がまったく失われること，神経再生に伴って再発する可能性があり，難治性となることがある．この理由から，神経ブロックは，オトガイ孔や眼窩下孔など，ブロック範囲の狭い末梢から始め，治療効果が得られないときは，より中枢側にある卵円孔や正円孔などでのブロックが行われている．また，痛みが限局しているときは，痛みの生じる点への局所麻酔薬注射を繰り返すことで治癒したり，症状が軽減することがある．

　顔面領域の痛みのなかで，三叉神経のそれぞれの枝の範囲を超えた痛みがあったり，誘因となる刺激がなくても痛みが生じ，その原因がみつからないことがある．このような痛みを非定型的顔面痛とよぶ．非定型的顔面痛には，神経ブロック，テグレトール®，漢方薬を含めた薬物療法，ハリや低周波治療などの理学療法が行われているが，なかなか功を奏さないことも多い．

　近年，頭蓋内での血管による三叉神経への圧迫が三叉神経痛の原因の1つであることが知られるようになり，外科的な神経圧迫除去（ジャネッタ手術）が行われ，よい成績を修めている．テグレトール® によって除痛が得られないときは，脳外科での検査を受けさせることが治療に役立つ．

### Side memo

**テグレトール® とふらつき**　テグレトール® は真性の三叉神経痛に著効を示すことが多い．しかし，効果が現れるのに1週間程度を要するため，しばしば，このあいだにテグレトール® の副作用である，ふらつきや眠気のために服用をやめる患者がある．このような訴えがあるときは，1日の服用量を減らしたり，昼間の服用量を減らして就眠前の服用量を増やすなどの工夫が必要となる．慣れるに従ってふらつきも少なくなることが多く，服用量を増しても問題が生じることは少ない．

　てんかんなどの痙攣性疾患患者は，何年にもわたってテグレトール® を服用している．三叉神経痛に対するテグレトール® の長期投与の影響はほとんどないと考えられることから，鎮痛効果が認められるときは持続して用い，減量も，症状をみながら徐々に行うことが重要である．

# 三叉神経麻痺

◆星状神経節の解剖学的位置

(図:気管、星状神経節、総頸動脈、頸椎/上頸神経節、中頸神経節、椎骨動脈神経節、下頸神経節、第1胸部神経節、C6、C7、T1SGB)

星状神経節は，左右の総頸動脈に沿った交感神経節である．ここに局所麻酔薬を繰り返し注射することで支配領域の血流増加をもたらす．

◆星状神経節ブロックの手技

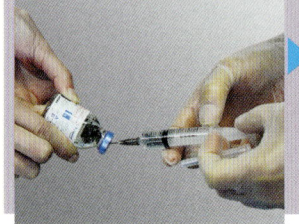

10 mLのシリンジに23 G針を付け，1％リドカインを5〜10 mL吸引しておく．

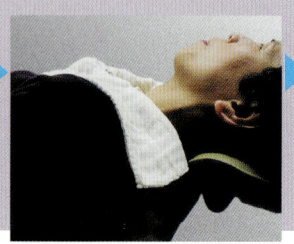

頸を伸展させた体位とする．

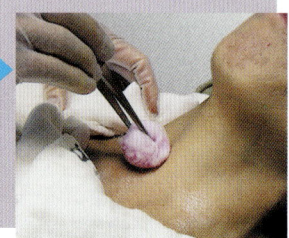

頸部の皮膚を消毒する．

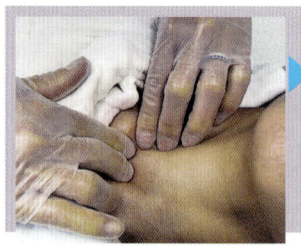

刺入目標の位置は，胸鎖関節から外方に二横指，頭側に二横指とする．

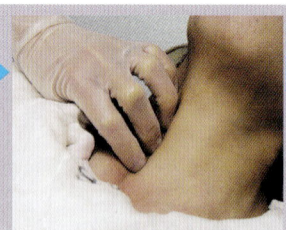

示指，中指をそろえて皮膚上から押すと，頸動脈拍動を触れるので，指先で外方に圧排する．

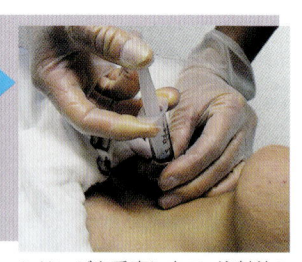

シリンジを垂直に立て，注射針の基部近くまで刺入し，横突起に触れた位置で吸引テストをしたのち，リドカインを注射する．

三叉神経麻痺とは，三叉神経領域の知覚が麻痺した状態をいう．

三叉神経麻痺の多くは，手術や麻酔，外傷あるいは腫瘍などによる神経損傷や圧迫によって生じ，いわゆる特発性の麻痺はまれである．とくに，下歯槽神経麻痺や舌神経麻痺は，臼歯の抜歯やインプラント手術，伝達麻酔のあとに生じることが多く，手術操作や麻酔操作による神経損傷がその原因である．これらの原因のなかには避けることができないものもあるが，事前のエックス線検査などによって麻痺の可能性を予測できるものも多い．術後の麻痺が生じるおそれのあるときは，術式の検討とともに，患者とのあいだで処置の必要性，麻痺の可能性，予後などについて，十分なインフォームド・コンセントを行ったうえで治療を開始する必要がある．

歯科臨床で遭遇する機会の最も多い三叉神経麻痺は，下歯槽神経麻痺あるいは舌神経麻痺である．下歯槽神経麻痺では，正中をはさんで左右の下唇，オトガイ皮膚に，舌神経麻痺では舌背，舌尖にピンセットによる刺激を加え，知覚の違いを調べることで診断が可能である．また，舌神経麻痺では，痛覚や触覚，圧覚などは正常であるが，片側の味覚のみに異常をきたすことがある．

切断あるいは損傷を受けた末梢神経線維は，神経細胞からの軸索流による栄養によって形態学的な再生が，つづいて機能的な再生が生じる．神経損傷の程度にもよるが，この神経再生には数週間から数か月を要する．神経麻痺の治療として，おもに鎮痛薬やビタミンB製剤などによる薬物療法，星状神経節ブロック，低周波治療器やハリによる理学療法が用いられている．これらの治療法の目的は，神経へ十分な栄養補給を行うことによって神経の再生を促進させようとするもので，即効的な効果のある治療ではない．また，神経が切断されていることが明らかで，切断部位が特定できるときは，神経縫合や神経移植が行われることがある．

神経麻痺が神経の損傷によって生じたとき，治癒するまでの期間は数週間から数か月に及ぶのがふつうで，ときには，きわめて難治性の症例も存在する．三叉神経麻痺が認められたときは，麻痺範囲を明記した記録を残し，その経過を検討することが必要である．

### 星状神経節ブロック

頭部，顔面の血管は，頸椎の近傍に存在する交感神経節（星状神経節）からの交感神経支配を受けている．星状神経節ブロックは血管収縮性に働く交感神経をブロックすることで血流をよくして神経の再生を促し，三叉神経麻痺や顔面神経麻痺の治療を行おうとするものである．

# 顔面神経麻痺

◆顔面神経麻痺

※(病巣)　大脳皮質

額に皺をつくれ
(前頭筋)
両目を強く閉じよ
(眼輪筋)
口唇を強く閉じよ
(口輪筋)

顔面神経核

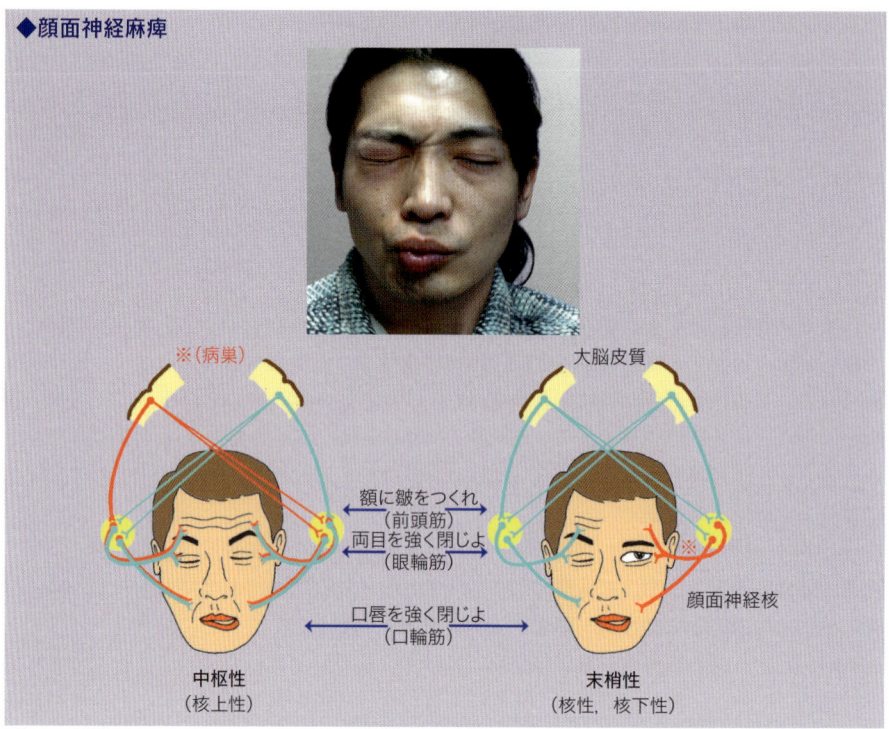

中枢性
(核上性)

末梢性
(核性，核下性)

末梢性と中枢性の顔面神経麻痺の症状は異なる．末梢性の顔面神経麻痺では，麻痺側の額にしわができない，鼻唇溝消失，口を閉じたときに麻痺側の口角が下がるなどの症状を呈する．

**Side memo**

**伝達麻酔と顔面神経麻痺**　下顎孔伝達麻酔後に顔面神経麻痺が生じることがある．顔面神経は下顎枝のうしろにある耳下腺の中を走っているため，伝達麻酔の刺入が深く，局所麻酔薬が耳下腺まで届く場合，顔面神経が麻痺する，というのがその機序である．下顎枝の幅径は4～5cm程度であるので，現在歯科臨床で用いられている21mmあるいは25mmのディスポーザブル針を用いた伝達麻酔では針先が耳下腺に到達することはないが，伝達麻酔を行ったあとに顔面神経麻痺が現れたときは，局所麻酔薬が翼突下顎隙内を耳下腺まで到達したものと考えてよいであろう．神経損傷がないかぎり，局所麻酔薬の効果が減弱するにしたがって顔面神経麻痺の症状も消失するので，特別な治療は必要としない．

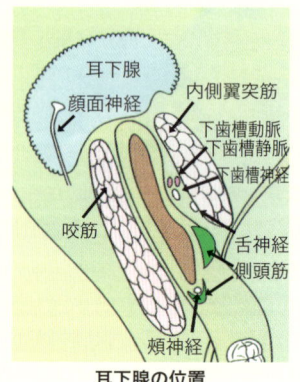

耳下腺
顔面神経
内側翼突筋
下歯槽動脈
下歯槽静脈
下歯槽神経
咬筋
舌神経
側頭筋
頰神経

耳下腺の位置

顔面神経は，左右の耳介後方で頭蓋から出て，耳下腺の中を走り，顔面皮膚の下にある口輪筋や眼輪筋をはじめとする多くの表情筋や唾液腺に分布している運動神経を主体とする神経である．顔面神経麻痺では，眼輪筋や口輪筋の麻痺のほか，表情筋の麻痺を生じる．一方，過敏状態である顔面神経痙攣は顔面の拘縮をきたし，チックとよばれる表情筋のピクピクした痙攣も含まれる．

　顔面神経麻痺は，外傷や手術，腫瘍あるいは麻酔操作など，原因の明らかなものと，まったく原因がわからず，あるとき突然表情筋が動かなくなる特発性のものとがある．

　顔面神経麻痺の症状は，障害のある片側に現れ，麻痺の原因が脳内の顔面神経核の末梢側にあるか，中枢側にあるかで異なる．

　末梢性顔面神経麻痺をベル麻痺といい，典型的な症状として次のことがあげられる．
　1　麻痺側の額にシワができない．
　2　麻痺側の眼裂が閉じず，眼球の乾燥と結膜の充血，角膜潰瘍が生じる（麻痺性兎眼）．
　3　無理に閉眼させようとすると眼球が上転して外側に偏位する（ベル症状）．
　4　麻痺側の鼻翼の脇にシワができない（鼻唇溝消失）．
　5　口を閉じたとき，麻痺側の口角が下がる．
　6　口笛を吹こうとすると健側に偏位して吹けない（口笛不能）．

　中枢性の麻痺は末梢性麻痺に比べて症状が軽く，とくに「額にシワがつくれる」点が異なり，これが末梢性か中枢性かを診断するうえで重要である．臨床的には末梢性顔面神経麻痺を主訴に来院する患者が多く，その原因が明らかではないことが多い．また，中枢性の顔面神経麻痺が疑われる場合には，脳外科を受診させる必要がある．

　現在の顔面神経麻痺の治療は，星状神経節ブロックが主で，これにATP製剤やビタミンB$_{12}$，副腎皮質ステロイドなどによる薬物療法や，経皮的電気刺激，低周波治療，ハリ治療などが併用されている．顔面神経麻痺の治療は，症状が現れてからできるだけ早く開始することが重要であり，1～2週間以内に治療を開始した場合の治癒率は高い．

# 6 歯科治療が関与する全身的合併症

　本来，救急蘇生とは，「放置することによって，間もなく死に至ると推測される状態の患者に対して処置を行い，救命すること」である．

　この概念からいえば，日常の歯科臨床の場で，ときおり遭遇する不安感や恐怖心，痛みなどで生じる一過性の血圧の低下や，精神的な緊張が引き起こす過換気症状などに対する処置は救急蘇生の対象ではない．しかし，歯科治療時のこれらの合併症は，患者にとってきわめて不快であるばかりでなく，継続した歯科治療プランに及ぼす影響も大きい．

　本章では，臨床で遭遇する可能性のある全身的な合併症に対する対応について概説する．

　日常臨床のなかで歯科治療が関与する合併症は，患者がすでに罹患している全身疾患が急性に増悪するものと，全身疾患の既往のない患者が治療行為によって全身的な症状を現すものとに大別できる．

　心疾患や内分泌疾患など，既往の明らかな患者では，歯科治療の内容や患者の現在の状態を評価することによって，起こるかもしれない合併症をある程度予測できる．しかし，なんら既往をもたない患者や，日常生活に支障がなく，全身疾患の存在を自覚していない患者に歯科治療を行うときは，どのような合併症が生じるか予測することはむずかしい．

　とくに，既往をもたない患者に対して歯科臨床を行うときに生じる頻度の高い合併症として，一般に脳貧血とよばれる神経性ショック，過換気症候群，アドレナリン過敏症（歯科用局所麻酔薬のなかに含まれる血管収縮薬によって引き起こされる異常な高血圧）などがあげられる．また，頻度は少ないが，発現すると重篤な症状を示す局所麻酔薬中毒やアナフィラキシーショックなどについても考慮しておく必要がある．

# 神経性ショック

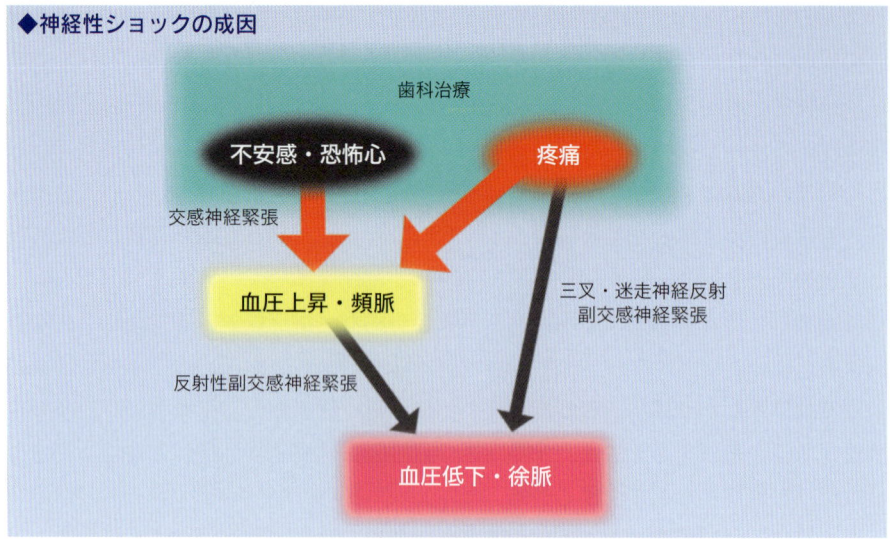

◆神経性ショックの成因

歯科治療

不安感・恐怖心　　疼痛

交感神経緊張

血圧上昇・頻脈

三叉・迷走神経反射
副交感神経緊張

反射性副交感神経緊張

血圧低下・徐脈

神経性ショックは，不安感，恐怖心，疼痛などを原因とする副交感神経の緊張によって生じる．

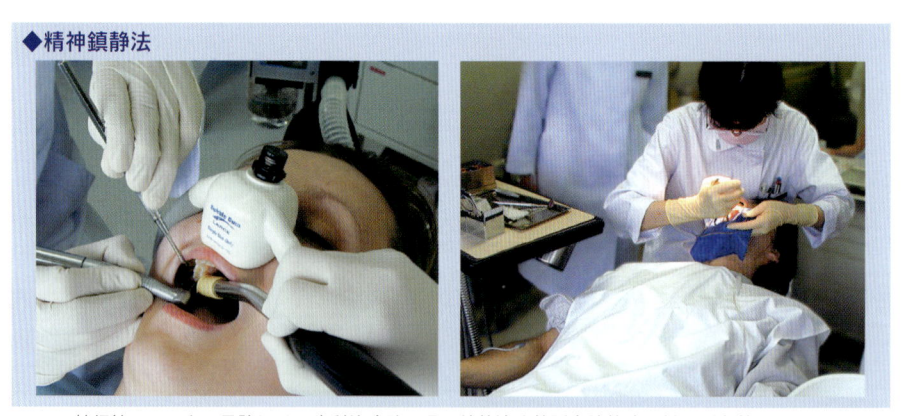

◆精神鎮静法

神経性ショックの予防には，歯科治療時の吸入鎮静法や静脈内鎮静法の併用が有効である．

神経性ショックは，不安感や恐怖心，痛みなどによって引き起こされる副交感神経の過剰な反応であり，著しい徐脈と低血圧を特徴とする．

神経性ショックは，歯科治療時に生じる合併症のなかで最も頻度の高いものである．神経性ショックによって生命に危険が及ぶことはまれであるが，適切な処置を行わないと回復に時間を要し，さらに患者の不安感を助長して，毎回の治療で神経性ショックを繰り返すことになる．

神経性ショックの診断は容易で，急に顔面蒼白となり，気分の不快を訴えた患者の脈を触れ，弱くゆっくりした脈（徐脈）が確認できれば，神経性ショックと診断してほぼ間違いない．

多くの場合，水平位にして，できれば膝の下にタオルを入れるなどして足をやや高くし，着衣をゆるめ，ゆっくり深呼吸させることで回復するが，3L／分程度の酸素を吸入させることは回復を早めるために有効である．

血圧と脈拍数を測り，70 mmHg 程度までの血圧低下や 50 回／分以下の著しい徐脈の持続が認められたときは，副交感神経遮断薬であるアトロピン 0.5 mg の静注，あるいは，昇圧効果と脈拍数増加作用のあるエフェドリン 10 mg の筋注や静注が有効であるが，通常はこれらの薬物を使用しなくても回復する．

神経性ショックは，精神鎮静法の応用や無痛的な歯科治療によって防止できる合併症である．しかし，神経性ショックはなんら既往のない患者でも起こる可能性があることから，日常の臨床では絶えず神経性ショックに留意した治療を行うことが大切である．

# 血管収縮薬に対する過敏症

◆歯科診療における死因分類

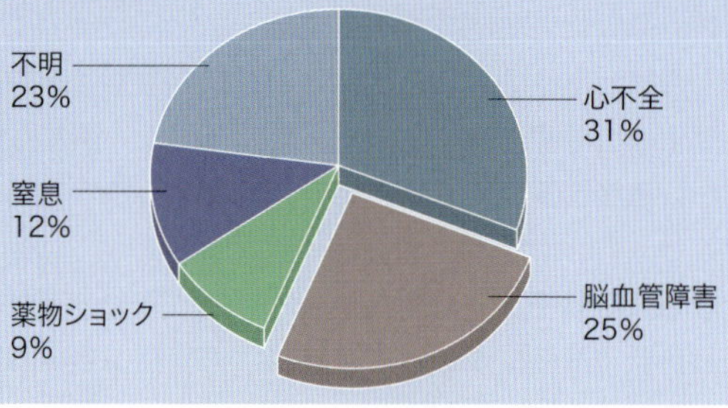

- 心不全 31%
- 脳血管障害 25%
- 薬物ショック 9%
- 窒息 12%
- 不明 23%

日本歯科麻酔学会調査45例と，新聞報道などによる計57例の分類
(金子 譲：歯科医療の安全確保のために―救急救命処置・AEDと医科研修―．日本歯科医師会雑誌 57：1069-83, 2005 より)

◆診療室血圧にもとづく血圧の分類

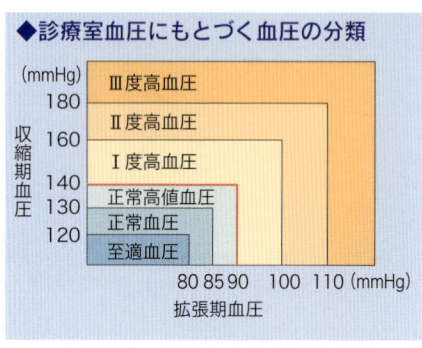

収縮期血圧(mmHg)：至適血圧120／正常血圧130／正常高値血圧140／Ⅰ度高血圧160／Ⅱ度高血圧180／Ⅲ度高血圧
拡張期血圧(mmHg)：80 85 90 100 110

(厚生労働省：平成22年国民健康・栄養調査報告より)

◆高血圧症有病者の比率

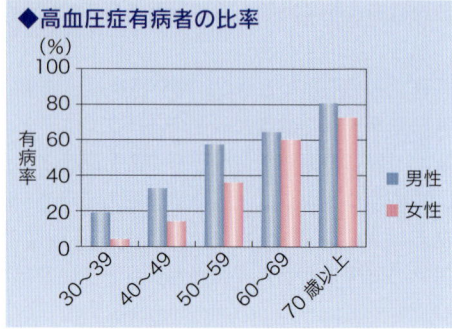

| 年齢 | 男性 | 女性 |
|---|---|---|
| 30～39 | 約20% | 約3% |
| 40～49 | 約33% | 約14% |
| 50～59 | 約57% | 約36% |
| 60～69 | 約64% | 約60% |
| 70歳以上 | 約80% | 約72% |

(厚生労働省：平成22年国民健康・栄養調査報告より)

◆正常血圧患者と高血圧患者で使用できる歯科用局所麻酔薬カートリッジの比較

循環に異常を及ぼさないアドレナリンの使用量は，正常血圧患者では約9カートリッジであるのに対して，高血圧患者では1.8カートリッジである（1/8万アドレナリン含有2%リドカインカートリッジに換算）．

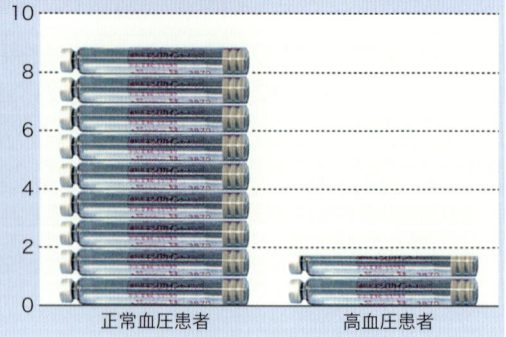

血管収縮薬の影響が血圧に強く現れることを，血管収縮薬に対する過敏症とよび，歯科用局所麻酔薬に多く用いられている血管収縮薬がアドレナリン（エピネフリン）であることから，アドレナリン過敏症ともよばれている．この過敏症は，とくに高血圧患者に現れやすい．

　血圧の上昇は，動悸，頭痛，吐き気などを引き起こす．これらの症状は，アドレナリンやノルアドレナリンなどのカテコラミンとよばれるホルモンが血管を収縮させたり，心機能を亢進させることによって生じる．これらのホルモン（内因性カテコラミン）は，疼痛や精神的な緊張時に副腎や交感神経の末端から放出されるが，アドレナリンやフェリプレシンなどの血管収縮薬を含む局所麻酔薬を注射したり，止血のためにアドレナリン（ボスミン®）を使用することによるカテコラミンの投与（外因性カテコラミン）によっても，身体の中では同様な効果が生じる．

　健康な成人にさまざまな量のアドレナリンを含む局所麻酔薬を注射したときの循環状態を調べた上原は，「200 μg までのアドレナリンの使用では循環に大きな変化はなかった」と報告している．一方，同様の研究を本態性高血圧患者に行った佐々木は，「40 μg が安全限界である」と報告している．

　これらの結果は，高血圧患者のアドレナリンに対する感受性は，健康な患者より 5 倍高いことを示している．すなわち，歯科臨床で最も多く使用されている 1／8 万アドレナリン添加の局所麻酔薬カートリッジ（1.8 mL）に換算すると，健康な患者では 16 mL，約 9 カートリッジが使用可能であるのに対して，本態性高血圧患者での安全限界は 3.2 mL，約 1.8 カートリッジということになる．

　これらの研究は，静かな診療室で患者を十分に安静にして行われたもので，不安感や恐怖心，疼痛などによって生体内でのカテコラミンの放出があるときは，さらに少ない投与量でも循環に変動が生じる．

　血圧に対する効果は，フェリプレシンのほうがアドレナリンより少ないとされる．しかし，フェリプレシンは効果持続時間が短く，局所麻酔効果が減弱して，患者が痛みを訴えるときは，血圧の上昇が生じている可能性が高いことに注意しなければならない．疼痛などによって生体内で産生される内因性カテコラミンによる昇圧効果は，注射による外因性カテコラミンの数倍に匹敵するとの報告がある．上述の安全限界量を考慮したうえで，①無痛の得られる量の局所麻酔薬を投与する，②伝達麻酔を応用する，③治療終了まで麻酔効果の持続する局所麻酔薬を選択する，などを考慮する．また，多数歯にわたる治療では，数回に分けて行うなどの治療計画を立てることも必要である．

　近年の高血圧患者に対する精神鎮静法や降圧薬による歯科治療中の患者管理の進歩によって，より多くの血管収縮薬を安全に使用できるようになった．しかし，高血圧患者に対する歯科治療では，血圧変動が生じやすく，合併症が生じたときは重篤となる可能性が高いことを忘れてはならない．

# アナフィラキシー

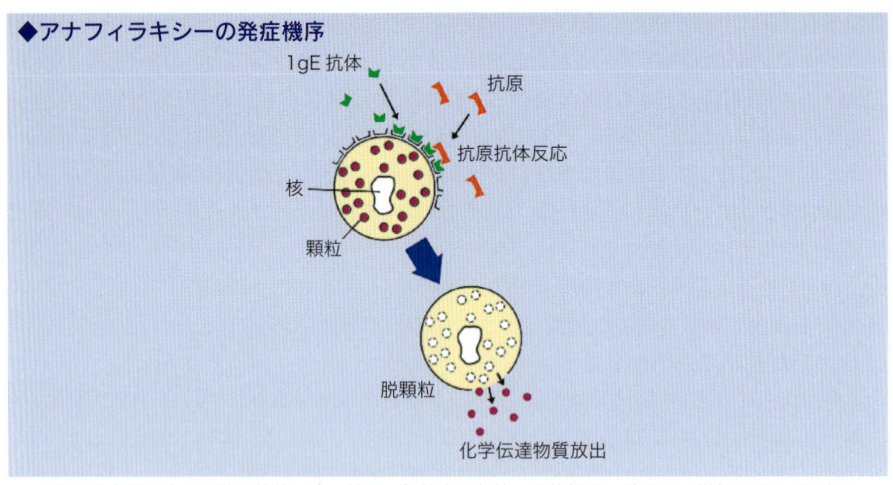

◆アナフィラキシーの発症機序

肥満細胞表面で生じる抗原抗体反応の結果，気管支の収縮，血管拡張，腺分泌の増加などを引き起こすヒスタミンなどを含む細胞内顆粒が放出される．

### アレルギーの分類

|  | Ⅰ型 | Ⅱ型 | Ⅲ型 | Ⅳ型 | Ⅴ型 |
| --- | --- | --- | --- | --- | --- |
| 抗体 | IgEまたはIgE類似 | 流血抗体 | 流血抗体 | T細胞に存在 | 流血抗体 |
| 発症までの時間 | 15〜30分 | — | 3〜8時間 | 24〜48時間 | — |
| 皮内反応の極大反応 | 発疹と膨疹 | — | 発疹と浮腫 | 発疹と硬結 | — |
| 反応型 | 即時型<br>アナフィラキシー型 | 即時型 | 即時型<br>アルサス型 | 遅延型 |  |
| 疾患 | 気管支喘息<br>アナフィラキシー<br>アレルギー性鼻炎<br>花粉症<br>蕁麻疹 | 輸血反応<br>薬物アレルギー<br>リウマチ熱 | 血清病<br>糸球体腎炎 | ツベルクリン反応<br>金属・化粧品などの接触性皮膚炎<br>膠原病<br>移植の際の拒絶反応 | 甲状腺機能亢進症 |

歯科治療では，消毒薬，抗菌薬，根管治療薬をはじめ多くの薬物が使用される．これらの薬物の一部は，生体にとって異物と認識され，免疫反応（抗原抗体反応）を引き起こす原因となる．

　免疫反応は，生体が異物と認識する物質，すなわち抗原が体内に入ったとき，これを排除して生体を維持するために欠くことのできない生体反応である．しかし，ときにこの反応によって生体に悪影響を及ぼすことがある．これをアレルギーとよび，アレルギーを引き起こす物質をアレルゲンという．

　ヨードを含有する薬剤，抗生物質，鎮痛薬，局所麻酔薬，さまざまな薬物に防腐剤として添加されているパラベンなどがアレルゲンとなりやすいが，歯科領域で使用される薬物，材料のいずれもがアレルゲンとなり得る．

　アレルギーには，抗原が体内に入ってから数分から数十分で生じる反応（即時型アレルギー）と，数時間以上経過したのちに現れる反応（遅延型アレルギー）とがある．

　薬物投与から数時間以上経過してから，かゆみや紅斑，浮腫などを生じる遅延型アレルギーでは，急激な血圧低下や呼吸抑制は起こしにくく，緊急性はあまりない．しかし，即時型アレルギー反応のなかで，①発現までの時間が数分から十数分ときわめて短く，②呼吸・循環器系のきわめて重篤な抑制を伴い，③迅速に強力な治療を行わないと死に至るものを，アナフィラキシーという．

　アナフィラキシーの本態は，抗原抗体反応の結果，肥満細胞から放出されるヒスタミンなどによってもたらされる，急速かつ広範に生じる血管内からの大量の血漿の漏出による循環血液量の減少と組織の浮腫である．この結果，急激な血圧低下と肺浮腫による呼吸抑制が同時に進行し，この病態をアナフィラキシーショックとよぶ．

　アナフィラキシーは，症状が数分から数十分という短時間に発現，進行することから，救急施設へ搬送する前の診療室での迅速な対応が予後を左右する．アナフィラキシーに対する治療では，すみやかな診断とともに大量の輸液，昇圧薬による血圧の維持，酸素吸入，病態に応じて行う人工呼吸などによる呼吸管理，抗ヒスタミン薬や副腎皮質ステロイドなどによる抗原抗体反応の抑制などが必要である．

　アナフィラキシーが発現したときは，自動血圧計などによる経時的な血圧の監視と酸素飽和度測定による呼吸状態の監視を行うとともに，静脈路の確保と酸素吸入，救急薬の投与を行い，迅速な救急施設への搬送が必要である．このようなときに重要なことは，頻回のバイタルサインの確認によって，患者の容態がどのように変化し，どのように対応したかを記録に残すことで，専門施設への重要な情報となる．

　アナフィラキシーが生じたとき，あらゆる努力にもかかわらず不幸な転帰をたどることもまれではない．しかし，迅速かつ適切な処置によって救命できることも少なくないので，日頃からの救急時のトレーニングを欠かすことはできない．

# 過換気症候群

◆過換気症候群

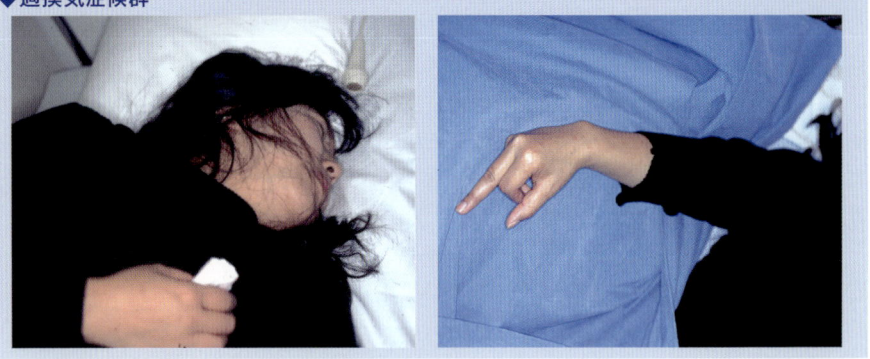

患者は呼吸苦を訴え，しだいに意識の混濁や助産婦様手（カルパルスパズム）とよばれる手の硬直を示す．

歯科治療中，せわしない息づかいで呼吸苦を訴え，興奮したようすを示す患者に出会うことがある．呼吸苦の訴えは時間の経過とともに強くなり，手足の硬直とともに興奮状態から意識の混濁へと移行する．しかし，口唇や皮膚の色は正常で，やや脈拍数は多いものの緊張はよく，血圧は正常かやや高く，大きな頻呼吸を繰り返す．これを過換気症候群という．

　過換気症状は，精神的な動揺をきっかけに引き起こされた過換気による血中の炭酸ガスの減少が原因で生じる．誰でも精神的な興奮によって過換気を生じる．通常，血液中の炭酸ガスの減少は呼吸中枢を抑制して呼吸状態は正常に復する．しかし，過換気症状を示す患者では，この炭酸ガスの減少による呼吸抑制を「息ができない」と感じて，自発的に大きな呼吸を繰り返して，著しい炭酸ガスの減少を引き起こすことになる．この異常な炭酸ガスの低下は，脳血管を収縮させ，意識の混濁をきたす．また，血中のカルシウムイオンも減少して手足のしびれ，硬直を示すことになる．

　過換気症状は生命に危険を及ぼすことはないが，患者の訴え，興奮が強く，もとに戻るまで，ときに数時間を要し，また，治療のたびに過換気症状を繰り返すことが多いことから，管理に難渋する合併症である．

　あまり干渉することなく，患者を静かに休ませ，興奮状態が落ち着けば症状も回復するが，ジアゼパムなどの精神安定薬の投与や，紙袋内の空気を吸わせることで炭酸ガスを再吸入させる方法も有効である．

　過換気症候群は，ヒステリーなどの神経症の症状として現れることもあるが，まったく健常な患者に生じることもある．いずれにしても，過換気症状を起こした患者に，生命に危険がないこと，落ち着いてゆっくり呼吸すれば症状が緩解することを説明して，不安感を取り除くことが大切である．

　過換気症候群患者の歯科治療にあたっては，歯科治療の前に精神安定薬を投与することや，静脈内鎮静法を応用することが，症状の予防に有効である．

# 局所麻酔薬中毒

### 局所麻酔薬の基準最高用量の比較

| エステル型 | プロカイン | 1,000 mg |
|---|---|---|
| アミド型 | リドカイン<br>プロピトカイン<br>メピバカイン | 200 mg（アドレナリン添加 500 mg）<br>400 mg<br>500 mg |

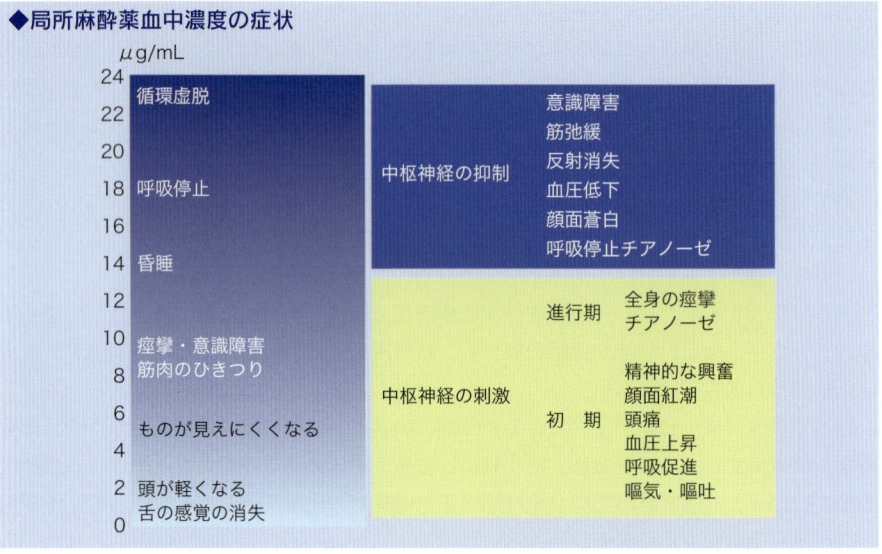

◆局所麻酔薬血中濃度の症状

μg/mL

| 濃度 | 症状 |
|---|---|
| 24<br>22 | 循環虚脱 |
| 20<br>18 | 呼吸停止 |
| 16<br>14 | 昏睡 |
| 12<br>10<br>8 | 痙攣・意識障害<br>筋肉のひきつり |
| 6<br>4 | ものが見えにくくなる |
| 2<br>0 | 頭が軽くなる<br>舌の感覚の消失 |

中枢神経の抑制:
- 意識障害
- 筋弛緩
- 反射消失
- 血圧低下
- 顔面蒼白
- 呼吸停止チアノーゼ

中枢神経の刺激
- 進行期：全身の痙攣、チアノーゼ
- 初期：精神的な興奮、顔面紅潮、頭痛、血圧上昇、呼吸促進、嘔気・嘔吐

血液中の局所麻酔薬濃度が上昇するにしたがって，中枢神経，呼吸，循環への影響が現れる．

局所麻酔のために注射した局所麻酔薬が血管内に吸収され，あるいは血管内に注射したとき，血液中の局所麻酔薬濃度が上昇して，局所麻酔薬の全身的な効果が現れる．局所麻酔薬には，局所麻酔効果のほかに，中枢神経への作用，心血管系への作用などがあり，これらの薬理作用によって生体機能に異常が生じることを，局所麻酔薬急性中毒という．

　局所麻酔薬の血中濃度の上昇にしたがって，①中枢神経作用として意識レベルの低下から中枢神経系の痙攣が生じ，②循環系への作用として血圧低下，心拍出量の減少が現れる．

　局所麻酔薬中毒の症状で最も重要なのは，中枢神経の痙攣を原因とする肋間筋や横隔膜の痙攣で，この痙攣による呼吸抑制は，しばしば予後を左右する．

　伝達麻酔や浸潤麻酔，腹部手術などで使用される硬膜外麻酔において局所麻酔薬を安全に使用できる投与量として基準最高用量（極量）が示されている．歯科領域で使用されることの多いリドカインの基準最高用量は200 mgで，アドレナリンを添加した場合は500 mgである．すなわち，歯科治療で使用されるアドレナリン添加2%リドカインに換算すると，25 mL，約14カートリッジに相当する．

　この基準最高用量は，歯科臨床で使用する局所麻酔量の数倍に相当する量であり，通常の歯科臨床での局所麻酔薬中毒発現の可能性はきわめて少ないと考えられる．しかし，局所麻酔薬を誤って血管内に注射したときや，炎症の存在などで，血流への吸収がすみやかな部位への浸潤麻酔を行ったときは，急速な血中濃度の上昇から急性中毒症状の現れる可能性は否定できない．とくに，炎症巣への浸潤麻酔では麻酔効果が得られにくく，局所麻酔薬を大量に使用しがちであることから，基準最高用量以下の使用量でも急性中毒の生じる可能性のあることを念頭において局所麻酔を行う必要がある．

　歯科領域で最も頻用されている局所麻酔薬であるリドカインは，心室性不整脈の治療の第一選択薬として使用されている．この投与方法は，静脈注射用に調整されたリドカイン1 mg / kg（通常2%リドカイン溶液2〜3 mL）を静脈内に注射する．このときの投与量は歯科用カートリッジ1本分より多いが，この投与を数分おきに数回繰り返しても，患者が中毒症状を呈することはない．このことから，歯科用局所麻酔薬を誤って静脈内に投与したときに問題となるのは，局所麻酔薬そのものの作用ではなく，局所麻酔薬に添加されている血管収縮薬，一般的にはアドレナリンが循環中に入ることである．「血管収縮薬に対する過敏症」(p.102) で，伝達麻酔や浸潤麻酔でのアドレナリンの安全限界量は健常人で200 μg，本態性高血圧患者では40 μgと述べたが，これは組織内に注射された局所麻酔薬が徐々に血管内に吸収された場合であって，直接，アドレナリンが血流中に入ると，はるかに少ない量で，血圧の上昇や頻脈，さらには不整脈が生じる可能性が高くなる．

# 局所麻酔薬中毒

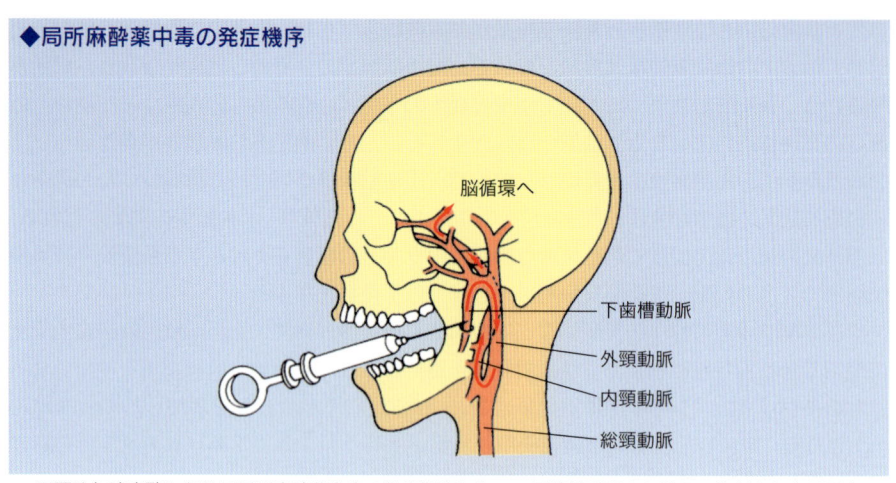

◆局所麻酔薬中毒の発症機序

脳循環へ
下歯槽動脈
外頸動脈
内頸動脈
総頸動脈

下顎孔伝達麻酔における局所麻酔薬中毒の発症機序として，下歯槽動脈内に強圧で注射された局所麻酔薬が血行を逆流して脳血流に達するとする仮説が報告されている．

下歯槽神経伝達麻酔で，下歯槽動脈内への誤注によって急性中毒が生じる可能性のあることが教科書に記載されている．強圧で外頸動脈の枝である下歯槽動脈内に局所麻酔薬を注射すると，少量の局所麻酔薬でも高濃度を保ったまま血流に逆行して，外頸動脈から総頸動脈，さらに，内頸動脈を介して中枢神経に運ばれるとされている．

　口腔領域の動脈圧は体幹の動脈圧とほぼ同じで，100 mmHg 以上の高い圧力があり，この高い血圧は血液を末梢に向かわせる．このため，局所麻酔薬を動脈内に注射し，血流に逆行させると，多くは外頸動脈の分枝へと流れるものと予想される．すなわち，臨床でみられることがある複視などの眼症状は，この機序によって生じると理解されるが，はたして高濃度の局所麻酔薬が中枢神経まで到達し，急性中毒症状を示すかについては，さらに検討の余地があろう．

　動脈内へ刺入したときは，吸引テストによって動脈血のカートリッジ内への逆流が確認できる．吸引テストを行うことで動脈内への局所麻酔薬の注射による局所麻酔薬中毒を引き起こすことは防止できる．一方，前述したように，炎症巣や静脈叢付近など，局所麻酔薬が血管内へ吸収されやすい部位への大量の浸潤麻酔では，基準最高用量より少ない量の注射でも中毒症状をきたす可能性があり，細静脈や毛細血管が損傷しているときは，さらに吸収されやすい．下歯槽神経伝達麻酔はもとより，浸潤麻酔を行うときも，吸引テストによって血管の中に注射針が入っていないこと，あるいは血管を損傷していないことを確かめることが，局所麻酔薬中毒を予防するために必要である．

　局所麻酔薬中毒に伴う痙攣が発現したときに行わなければならないのは，抗痙攣薬の投与と酸素吸入である．抗痙攣薬として推奨するのは，抗痙攣作用が強く，呼吸，循環への影響が少ないジアゼパムである．ジアゼパムは，静脈路を確保したあとに 1 アンプル（10 mg）を投与し，酸素吸入を行い，呼吸，循環のモニタリングをしながら症状を観察し，必要に応じて 1／2 アンプルずつ追加する．局所麻酔薬中毒時の痙攣は激しく，比較的急速に発現するため，迅速な処置が必要である．局所麻酔薬を日常的に使用する歯科治療では，急性中毒の発現の可能性に絶えず注意しておく必要があり，さらに，中毒の発現時の対処法に精通しておくことが重要である．

# 7 救急蘇生

　臨床のなかで患者の生命を保つことが困難となる原因は，患者のもともと有している全身疾患の急性の増悪であったり，手術侵襲や投薬の影響であったり，アナフィラキシーショックのように患者の体質に由来するものであったりと，さまざまである．しかし，原因は何であれ，どのような偶発症においても緊急を要する事態とは，「中枢神経系，すなわち，脳に酸素を供給できなくなる状況」となることである．

　「脳が機能するのに必要なだけの酸素を供給する」ということが，緊急時の対処法，救急蘇生法の基本となる．逆に考えれば，脳が必要とする酸素を供給できなくなる状況が，救急蘇生法の対象となるのである．

　脳は酸素欠乏にきわめて弱い臓器であり，酸素の供給が3〜5分間停止しただけで不可逆的な機能の停止，すなわち「死」に至る．この事実は，医学，蘇生学が発達した今日においても改善されておらず，酸素の運搬経路あるいは呼吸運動，心機能のいずれかに，わずか数分の滞りがあれば，ただちに生命が脅かされることになる．救急蘇生を成功させる鍵は，酸素運搬の障害が生じたとき，一刻も早く，脳への酸素供給を再開することである．

# 一次救命処置（BLS）

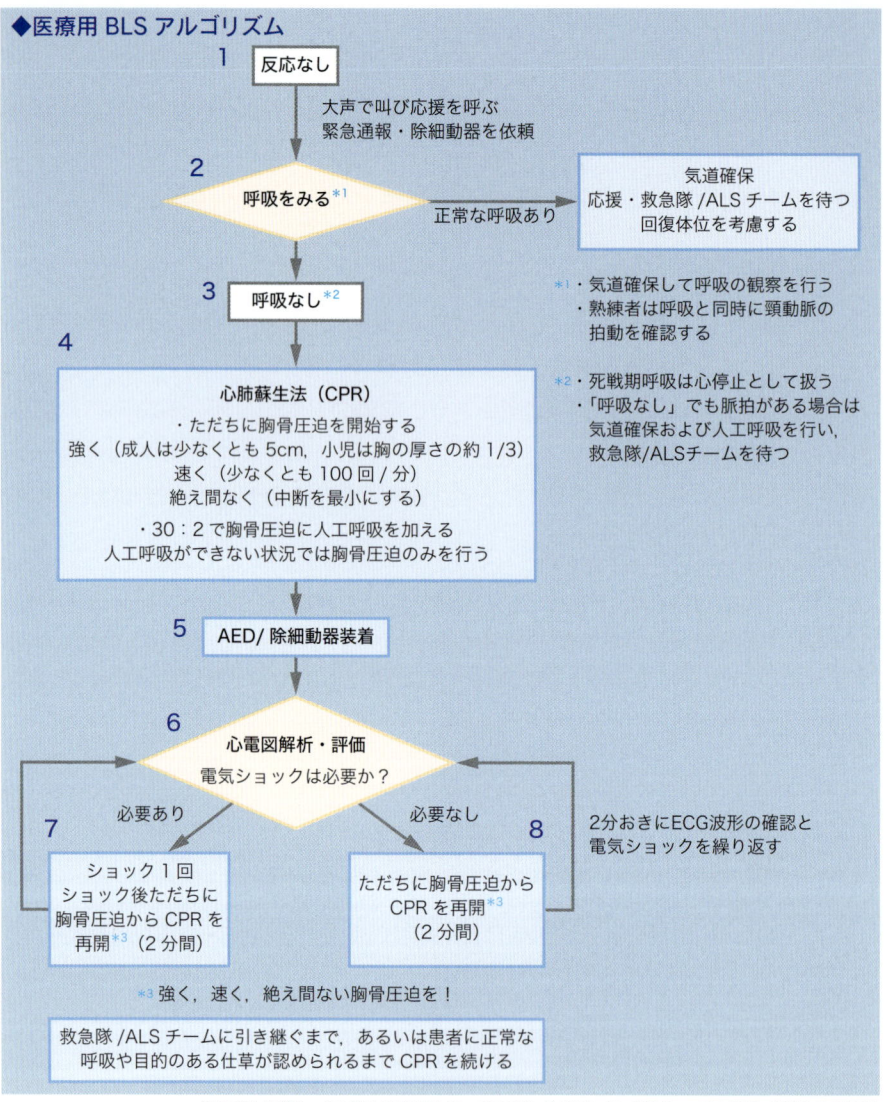

◆医療用 BLS アルゴリズム

1. 反応なし

　大声で叫び応援を呼ぶ
　緊急通報・除細動器を依頼

2. 呼吸をみる*1

　→ 正常な呼吸あり
　　気道確保
　　応援・救急隊/ALS チームを待つ
　　回復体位を考慮する

3. 呼吸なし*2

4. 心肺蘇生法（CPR）
　・ただちに胸骨圧迫を開始する
　　強く（成人は少なくとも 5cm，小児は胸の厚さの約 1/3）
　　速く（少なくとも 100 回/分）
　　絶え間なく（中断を最小にする）
　・30：2 で胸骨圧迫に人工呼吸を加える
　　人工呼吸ができない状況では胸骨圧迫のみを行う

5. AED/除細動器装着

6. 心電図解析・評価
　電気ショックは必要か？

7. 必要あり
　ショック 1 回
　ショック後ただちに
　胸骨圧迫から CPR を
　再開*3（2 分間）

8. 必要なし
　ただちに胸骨圧迫から
　CPR を再開*3
　（2 分間）

2 分おきに ECG 波形の確認と
電気ショックを繰り返す

*1 ・気道確保して呼吸の観察を行う
　 ・熟練者は呼吸と同時に頸動脈の拍動を確認する

*2 ・死戦期呼吸は心停止として扱う
　 ・「呼吸なし」でも脈拍がある場合は気道確保および人工呼吸を行い，救急隊/ALS チームを待つ

*3 強く，速く，絶え間ない胸骨圧迫を！

救急隊/ALS チームに引き継ぐまで，あるいは患者に正常な呼吸や目的のある仕草が認められるまで CPR を続ける

（日本蘇生協議会・日本救急医療財団 監：JRC 蘇生ガイドライン 2010，へるす出版，2011 より改変）

一次救命処置 basic life support（BLS）は，救命処置を必要とする患者を発見したときに，まず行わなければならない処置をいい，特別な器具や薬物を必要としない．これは，気道の確保，人工呼吸，心マッサージ（胸骨圧迫），自動体外式除細動器（AED）からなり，医療従事者でなくても処置を行うことができる．一次救命処置は，生命の危機的状況に陥った患者の社会復帰に大きな役割をはたす．

　欧米における救命施設への搬送時に心肺停止をきたしていた dead on arrival（DOA）患者の社会復帰率が，日本に比べて高いことが報道されている．この理由の1つに，欧米では第一発見者がただちに一次救命処置を開始して，医療担当者に引き継いでいるのに対して，日本では一次救命処置を始めるまでに時間を要し，救急隊員や医師に引き継ぐときには，すでに手遅れとなっているケースが多いことが指摘されている．しかし近頃は，第一発見者がただちに一次救命処置を開始したために救命できたというケースも，しばしば報告されている．今後，医療担当者以外の一般市民による一次救命処置の普及によって，日本での救命率がさらに向上するものと期待される．

　患者の状態が急変したとき，まず行わなければならないのは，意識状態の確認である．意識のあるうちは，たとえ十分でなくても脳に酸素が供給されていることを示している．しかし，大声で呼びかけたり，肩をたたく，頬をたたくなどしても反応がないときは，急いでスタッフを集め，救急通報（119番通報）とともに，自動体外式除細動器（AED），血圧計，酸素吸入，人工呼吸の準備，静脈路の確保と救急薬の準備を遅滞なく行い，次に示す一次救急処置を開始する．

### Side memo

**バイスタンダーとヘルスケアプロバイダー**　バイスタンダーとは，心肺停止や呼吸停止などの救急現場に居合わせた人（発見者，同伴者など）をいう．家庭では家族，会社や仕事先では同僚，公共の場では一般市民がバイスタンダーであり，病院や診療所では医師，歯科医師，看護師，歯科衛生士ほかの医療補助者などがバイスタンダーになる．バイスタンダーによって，心停止や呼吸停止を起こした人に対して迅速に一次救命処置を開始できれば，救急救命士や医師による高度な処置（二次救命処置）に引き渡すまでの時間を稼ぐことができ，救命できる可能性が高まる．

　バイスタンダーとして一次救命処置にあたる人は，市民救助者（一般市民や，ごくまれにしか蘇生に遭遇しない医療従事者）と，ヘルスケアプロバイダー（職務上，救命処置を提供しなければならない医師，看護師，救急救命士などの医療従事者）の2種類に分類される．

　歯科臨床で生命や予後にかかわる緊急な事態が生じたときには，歯科医師による適切な対応が求められる．反復研修によってヘルスケアプロバイダーとしての知識と技能を維持することが必要である．

# 気道異物の除去

## ◆気道閉塞

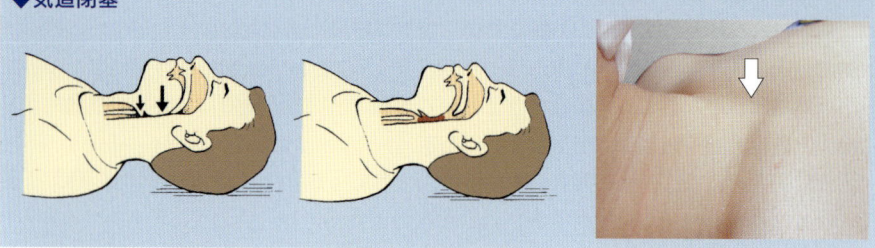

気道の閉塞は，血液，ガーゼ，歯，補綴物，印象材などの異物や，舌根の沈下によって生じる．気道閉塞が生じると，吸気時に胸が下がり，腹部が上がるシーソー呼吸，鎖骨上窩が陥凹する tracheal tug がみられる．

## ◆口腔内異物の除去

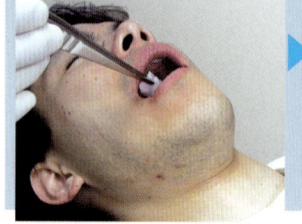

口腔内異物は，吸引やピンセット，鉗子などによって除去が可能であり，喉頭鏡が使用できれば容易に確認できる．

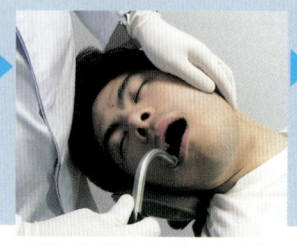

血液など，液体の異物のときは，顔を横に向けて吸引すると気道が開通しやすい．

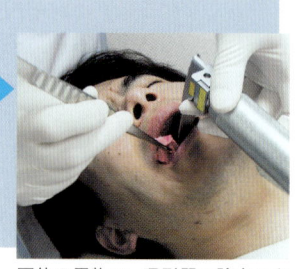

固体の異物で，吸引器で除去できないときは，喉頭鏡によって確認し，ピンセットや鉗子で除去する．

## ◆気管内異物に対するハイムリック法

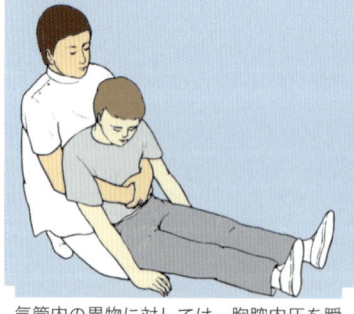

気管内の異物に対しては，胸腔内圧を瞬間的に高めて排出させるハイムリック法が行われる．

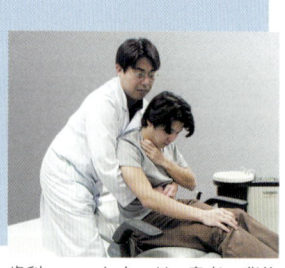

歯科ユニット上では，患者の背後から抱えるようにする．

116

## 気道閉塞

気道の完全閉塞は数分以内に致命的となる．そこで気道閉塞時の症状について十分理解し，即座に診断と対応ができるようにしておく必要がある．

呼吸は，延髄にある呼吸中枢から肋間筋や横隔膜への刺激によって，吸気運動と呼気運動を交互に規則的に行うことによってなされる．すなわち，吸気時には胸が上がり，横隔膜が張って下がることにより上腹部が膨らむことが観察でき，呼気時には胸が下がり，上腹部が凹む．肺はこの吸気運動による胸腔の陰圧によって受動的に膨らんで，気道をとおして外界から空気を取り込み，呼気時には肺がもとの大きさに戻ることで肺内の空気を排出している．

気道閉塞が生じたときも，呼吸中枢の抑制がないかぎり，たとえ意識がなくても，この呼吸運動は持続する．すなわち，咽頭や喉頭，あるいは気管上部で閉塞が生じたときも吸気時には胸腔内は陰圧となるが，肺への空気の流入がないため胸が上がらず，横隔膜運動によって上腹部が膨らみ，胸骨のすぐ上のやわらかい気管が陰圧によって凹む．つまり，吸気時にあまり胸が上がらず，上腹部が膨らむと同時に胸骨に近い喉の皮膚が凹むことが観察される．これを tracheal tug という．

意識のある患者が，異物によって突然に気道閉塞に陥ると，手を喉に当てる窒息のサイン（チョークサイン）を示す．しかし，意識レベルの低下した患者では，呼吸音や胸郭の動きから閉塞の有無を判断しなければならない．

歯科治療中に突然，あるいは気道の狭窄音がしたあとに呼吸音が聞こえなくなったときは，呼吸音の聴取とともに，着衣をゆるめて，胸骨に近い喉と上腹部の動きを観察する．

歯科治療中の異物による閉塞は，治療器具や血液，綿花，歯，印象材などによるものと，嘔吐による吐物によるもので，いずれも歯科治療の内容の把握と注意深い患者の観察によって容易に原因が判断でき，迅速な対応が可能である．口腔内に異物が確認できるときはピンセットなどで除去できる．血液や印象材など流動性のあるものは，歯科ユニットに付いているバキュームを用いて除去する．このとき，ミラーなどで舌根部を圧迫することで咽頭付近まで直視することが可能となる．

## ハイムリック法（腹部突き上げ法）

口腔，咽頭の異物を除去したにもかかわらず，呼吸音が聴取できず，シーソー呼吸や tracheal tug がみられるときは，気管内に異物が存在する．意識があれば，つづくかぎり咳をさせて吐き出させることが有効である．しかし，意識のない患者や強い咳のできない患者では，横隔膜を上方に強く圧迫することによる肺からの急激な呼気で呼出させるハイムリック法を用いる．

歯科臨床では，半座位あるいは仰臥位で行う方法を用いる．半座位で行う方法は，半座位にした患者のうしろに回り，脇の下から手を入れ，一方の手で握りこぶしをつくって患

# 気道異物の除去

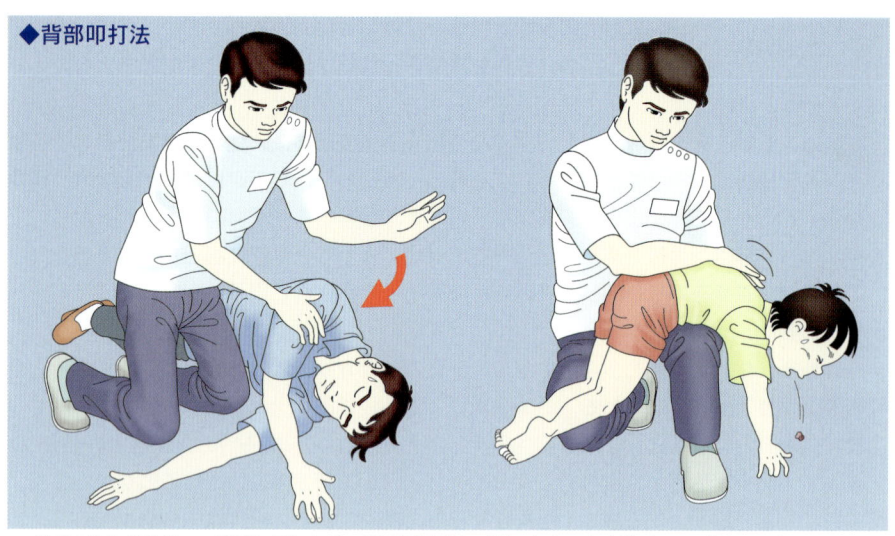

◆背部叩打法

患者の胸に膝を当て，背部に回した手で両肩甲骨間を「頭のほう」に力強く，つづけて叩く．
幼少児に対しては，頭が体よりも下になるように抱きかかえるか，太ももの上に乗せ，肩甲骨と肩甲骨の間を力強く叩く．

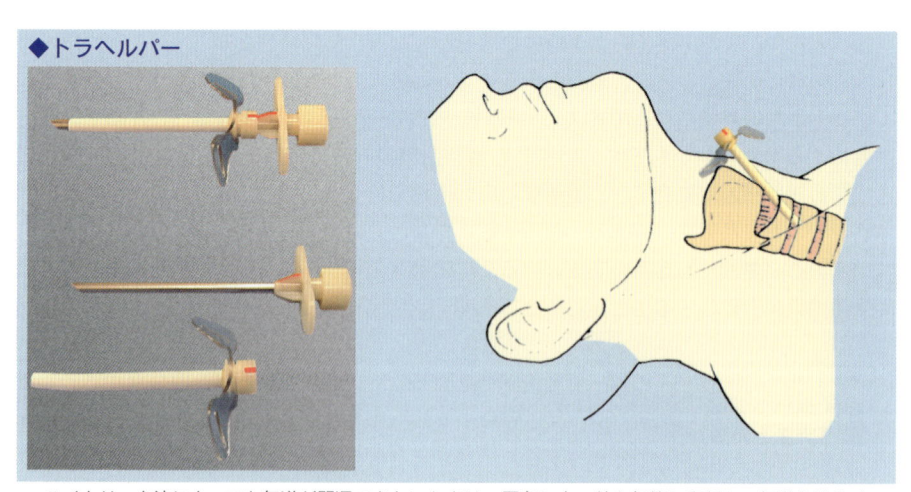

◆トラヘルパー

ハイムリック法によっても気道が開通できないときは，緊急に太い針を気管に穿刺して気道を維持する必要がある．トラヘルパーは輪状甲状靱帯を穿刺するための器具で，穿刺後，ここから酸素投与を行うことができる．

者のみぞおちに当て，他方の手でこぶしを握りながら，こぶしをすばやく頭側に突き上げる．このとき，ユニットの背板は水平として，患者の上体のみを起こしたほうが患者を抱えやすい．

　仰臥位で行うハイムリック法では，患者の大腿部にまたがり，両手掌を重ねてみぞおちに当て，頭側に向かって突き上げる．

**背部叩打法**　乳児・新生児・妊婦には，ハイムリック法は用いず，手の付け根（手根部）で両肩甲骨間を叩く背部叩打法を用いる．
　患者を救助者のほうに向けた側臥位とする．救助者の膝を立てて患者の胸に当て，手を患者の背部に回し，両肩甲骨間を「頭のほう」に力強く，つづけて叩く．乳児，小児の場合，救助者のももの上に，患者の頭を下げるように胸を載せ，背部を「頭の方」に叩く．
　ハイムリック法や背部叩打法は，異物が取れるか，患者の反応がなくなるまで繰り返す．しかし，患者の反応がなくなり，正常な呼吸運動が確認できないときは，一次救命処置のアルゴリズムに従って，ただちに人工呼吸，心マッサージ（胸骨圧迫）を開始する．

**輪状甲状靱帯穿刺**　ハイムリック法を行っても異物が排出できず，呼吸音が聴取できないとき，緊急処置として行われるのが輪状甲状靱帯穿刺である．
　患者の肩の下に厚く重ねたタオルを入れて頭部を伸展させ，甲状軟骨と輪状軟骨の間に触れる，やや陥凹した輪状甲状靱帯上の皮膚に少量の局所麻酔を行い，皮膚にメスや18G針で小切開を加えたのち，14〜16Gの太い静脈内留置針やトラヘルパーなどの専用の穿刺針を足の方向に向け，躊躇せずに穿刺し，抵抗がなくなる深さまで1〜2cm進める．
　静脈内留置針を用いるときは，注射器を内筒に接続して吸引すると，正しく気管内に針先があるときは空気が吸引できる．また，トラヘルパーを用いるときは，内筒を引き抜き，注射器で吸引テストを行うか，耳を近づけ呼吸音を聴取することで気管内に針先があることを知ることができる．トラヘルパーを用いるとき，ここから高濃度の酸素の吸入，あるいは吹き込みを行う．

# 用手による気道の確保

◆頭部後屈-あご先挙上法

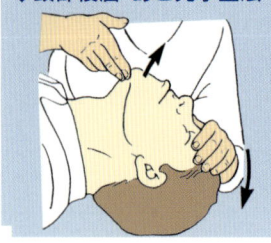

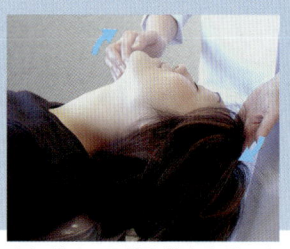

オトガイの下縁を持ち上げるようにして下顎を挙上する．

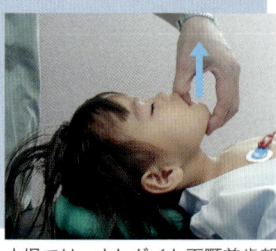

小児では，オトガイと下顎前歯部を把持して，下顎を上方に引き上げる．

◆下顎挙上法

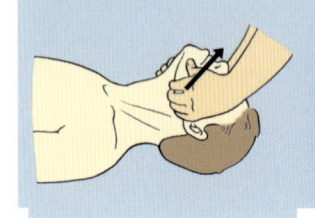

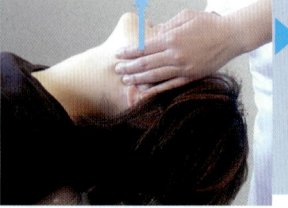

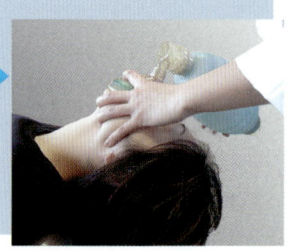

小指と薬指を下顎の後縁，示指と中指を下顎下縁に当て，下顎全体を挙上する．

下顎挙上法は，マスクやAMBUバッグを用いた，人工呼吸時の基本的な気道確保の手技である．

脳血管障害やてんかん発作，あるいは静脈内鎮静法での過量投与などで意識障害が生じたとき，気道閉塞が生じやすい．このときの徴候には，口蓋垂の弛緩による口峡の狭窄，舌根沈下を原因とする部分的な閉塞によるいびき，完全な閉塞によるシーソー呼吸やtracheal tugがあり，まもなく酸素飽和度の低下によってチアノーゼが現れる．

　舌根沈下に対して，まず，用手による気道の確保が基本となる．呼吸運動が正常なときは気道の確保のみ，あるいは同時に3〜4 L/分の酸素吸入を行うことで症状が緩解することが多い．

**頭部後屈-あご先挙上法**　頭部後屈-あご先挙上法は，患者の額に手を当て，頭をうしろに反らせるようにする気道確保の方法である．このとき頸椎に損傷を与えるような無理な力を加えてはならない．ユニットのヘッドレストを調節して頭が下がるようにしたり，肩のうしろにタオルなどを入れることで，体位を保つことができる．

　次に示指，中指をオトガイ部の下顎骨下縁に当てて，下顎を上方（天井の方向）に持ち上げる．小児では，母指を前歯部の口腔底に入れ，下顎下縁に当てた示指，中指とで下顎をつかむようにして引き上げると効果的である．

**下顎挙上法**　下顎挙上法は，頭部後屈をしなくても気道を確保できる方法である．両手の手掌を頬に付け，小指を下顎角のうしろに当て，下顎を前方に押し出すように力を加える．このとき，反対咬合になるように咬合させると気道を開通させやすい．

　下顎挙上法は，片手でも行うことができ，マスクによる人工呼吸を行うときに欠かすことのできないテクニックである．また，下顎挙上法を行っても舌根の沈下がみられるときは，顔を少し横に向けることで気道が開通しやすくなることがある．

# エアウェイによる気道の確保

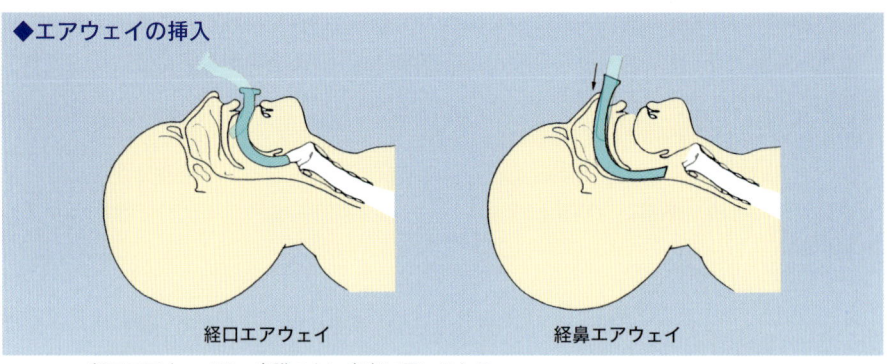

## ◆エアウェイの挿入

経口エアウェイ　　　　　　　経鼻エアウェイ

経口エアウェイは，意識のない患者に用いられる．
エアウェイの先を口蓋に向けて挿入し，その後，反転させて挿入する．
経鼻エアウェイは，意識のある患者でも使用できる．
エアウェイの尖端が口蓋垂の上方に位置し，呼吸音のよく聞こえるところで固定する．

## ◆経口エアウェイの使用

経口エアウェイは反射を誘発しやすいため，意識のない患者に用いる．

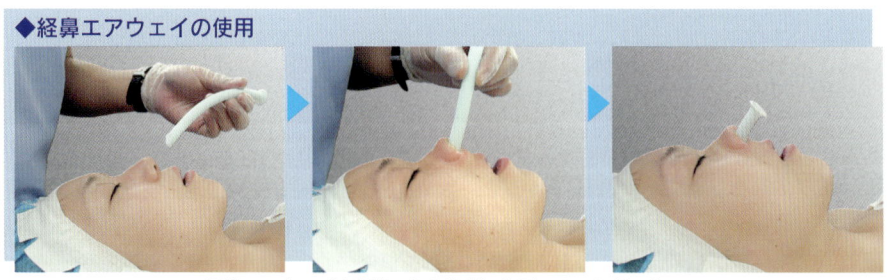

## ◆経鼻エアウェイの使用

経鼻エアウェイは意識のある患者にも用いることができる．

下顎の小さい患者や首が短く太い患者では，あご先挙上法や下顎挙上法を行っても気道の開通を得られないときがある．このようなときはエアウェイの使用が効果的である．
　エアウェイは，舌と咽頭の後壁の間にスペースをつくるもので，口から挿入する経口エアウェイと，鼻孔から挿入する経鼻エアウェイとがある．経口エアウェイの挿入は容易であるが，反射を誘発しやすく，意識のない患者に使用する．一方，経鼻エアウェイは，鼻出血しやすく，鼻腔通過時に疼痛を伴うが，挿入後の違和感は比較的少なく，意識のある患者でも使用できる．

### 経口エアウェイ

　経口エアウェイは，舌背に沿うように彎曲している．経口エアウェイの挿入は，経口エアウェイの先が口蓋に向くように入れ，口峡を越えたところで反転させて挿入する．
　経口エアウェイが大きすぎると，喉頭蓋を押し込んで気道の閉塞をきたし，小さいと舌根沈下が改善されない．経口エアウェイ挿入後は呼吸音を聴取して，気道が開通していることを確認する必要がある．

### 経鼻エアウェイ

　経鼻エアウェイは軟性樹脂製のチューブで，鼻孔から喉頭蓋の上まで挿入して気道を確保する．経鼻エアウェイを挿入する前に，キシロカインゼリーを塗って滑りをよくする．また，温湯で軟化させると出血を予防するのに効果的である．
　経鼻エアウェイの挿入方向は顔面と垂直とし，鼻腔底に沿わせるように挿入する．挿入の深さは喉頭蓋の上までとするが，経鼻エアウェイの全長を挿入すると深すぎることが多い．経鼻エアウェイに耳を近づけ，呼吸音を聞きながら，最もよく聞こえる位置で止め，ピンや絆創膏で経鼻エアウェイを皮膚に固定する．

# 人工呼吸

◆ 口-口人工呼吸

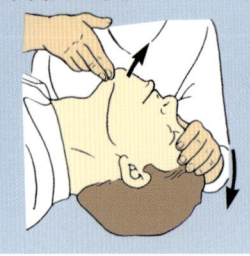

あご先挙上法によって気道を確保する．

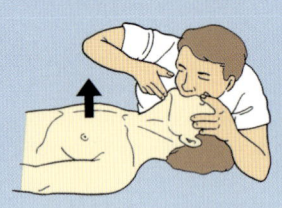

大きく息を吸ったのち，鼻をつまんで患者の口を覆い，胸が上がるのを確認しながら息を吹き込む．

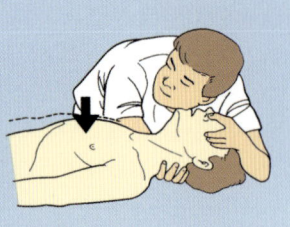

呼気時には完全に口を離す．

◆ 口-口鼻人工呼吸

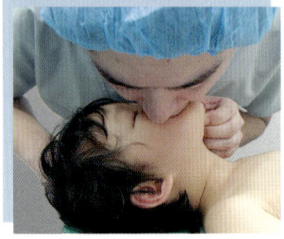

おもに幼小児に用いる．あご先挙上法によって気道を確保し，大きく息を吸ったのち，患者の鼻と口を覆い，息を吹き込む．

◆ ポケットマスクによる人工呼吸

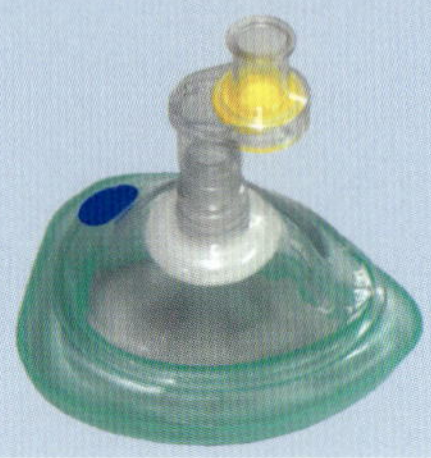

ポケットマスクの使用によって気道の確保が容易になるとともに，感染の危険性が減少する．

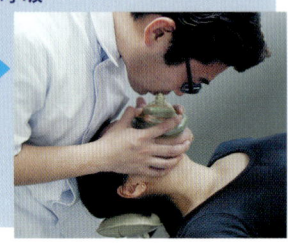

両手で下顎挙上法を行いながら，ポケットマスクで漏れのないように口，鼻を覆い，息を吹き込む．

### Side memo

**呼気吹込み法での酸素濃度** 　大気中の酸素濃度は約21％であるが，ふつうに呼吸しているときの呼気中の酸素濃度は16〜17％と低い．これは体内で1分間に約250 mLの酸素が消費されるためである．ところが，体内で消費される酸素量は深呼吸をしても変わらないため，大きく息を吸い込んで吐き出すときは，呼気中の酸素濃度は18〜19％まで上昇する．18％の酸素を患者に供給できれば，生命維持に必要な酸素を与えることが可能になる．

### Side memo

**人工呼吸と感染の危険** 　口-口人工呼吸でエイズや肝炎などに感染したという報告はないが，患者の口腔内に歯科治療などによる傷がある場合には，患者からの感染，あるいは患者に感染させる危険性は高い．一方弁のついたフェイスマスク（ポケットマスクやSSSワンウェイマスクなど）やフェイスシールド（LIFE KEYやレサシエイドなど）の使用，あるいはAMBUバッグを用いることで感染の危険性は減少する．

気道が開通していても，自発呼吸が十分でないときは，酸素は肺胞まで運ばれない．

自発呼吸の有無を知るためには，あご先挙上法や下顎挙上法で気道を確保したうえで，患者の口や鼻に耳を近づけ，呼吸音を聴き，胸郭の動きを「見て，聞いて，感じて」観察する．また，頸部に聴診器を当てて呼吸音を聴くことも重要である．

自発呼吸がない，あるいは換気量が不十分なときは人工呼吸を行う．自発呼吸のないときに行うことを調節呼吸といい，自発呼吸が弱いときに補助的に行うことを補助呼吸という．

救急蘇生における人工呼吸には，救助者の呼気を吹き込む方法と，AMBU バッグなどの器具を用いて空気や高濃度の酸素を吹き込む方法（バッグ・バルブ・マスク換気）とがある．

### 呼気吹込み法

呼気吹込み法は，特別な器具を必要とせず，どのような状況でも行える人工呼吸法である．

救助者は患者の頭の横に位置して，ヘッドレストを調節してあご先挙上法を行い，呼吸の状態を，呼吸音や胸郭の動きから観察する．このとき，呼吸の停止あるいは抑制が確認され，ときに口唇や爪にチアノーゼをみるが，頸動脈が触知できるときは，躊躇せずに呼気吹込み法による人工呼吸を開始し，およそ2分ごとに10秒以内で脈拍確認を行いながら，救急隊の到着を待つ．

ただし，脈拍の有無に自信がもてないときは，呼吸の観察に専念し，呼吸がない，またはしゃくりあげるような呼吸が途切れ途切れに起こる死戦期呼吸（あえぎ呼吸や下顎呼吸ともよばれる異常な呼吸）と判断した場合には，すみやかに心臓マッサージ（胸骨圧迫）と人工呼吸による心肺蘇生（CPR）を開始する．呼吸と脈拍の確認は10秒以内で行い，迅速な CPR の開始を遅らせてはならない．

### 口-口人工呼吸

片方の手で，あご先挙上法で気道確保を行いながら，患者の口を開け，他方の手の母指と示指で漏れがないように鼻をはさむ．救助者は息を吸ったのち，口を開けて，漏れのないように患者の口を覆い，患者の胸が上がるのが観察できる程度に呼気を吹き込む．患者に呼気を吹き込んだのち，気道を確保したまま，口を患者から離して息を吸い込み，患者の呼気が十分に吐き出されたことを胸の動きで確認し，再び息を吹き込む．

呼気の吹き込みは，過換気とならないように，患者の胸の上がりを確認できる程度の送気量で，1秒かけて吹き込み，10回/分程度のリズムで行うことが推奨されている．

気道が開通していない状態で急激に呼気を吹き込むときは，呼気は肺に入らずに，食道を通って胃に入り，胸が上がらずに上腹部が膨らむ．胃内圧の上昇は，胃内容の逆流によ

# 人工呼吸

## ◆AMBU バッグによる人工呼吸

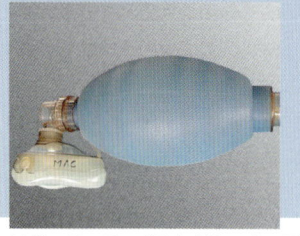

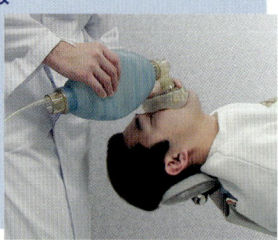

リザーバーバッグを加圧して人工呼吸を行う．酸素ボンベとつなぐことで高濃度の酸素投与が可能であり，マスクや気管内チューブと接続できる．

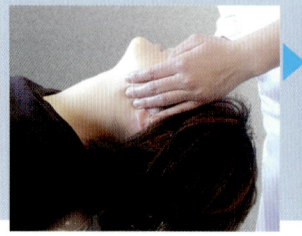

片手で下顎挙上法を行う．

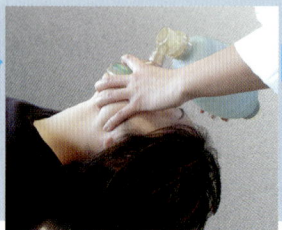

マスクを漏れのないように顔に当て，バッグを加圧して人工呼吸を行う．

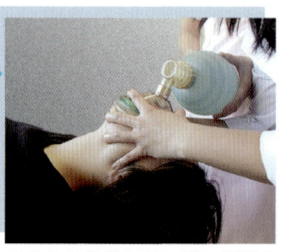

マスクの保持とバッグの加圧を二人で行うと呼吸管理が容易にできる．

## ◆ディマンドバルブを用いた人工呼吸

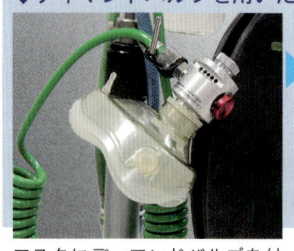

マスクにディマンドバルブを付ける．吸入鎮静器サイコリッチ（セキムラ）には，ディマンドバルブがオプションで用意されている．

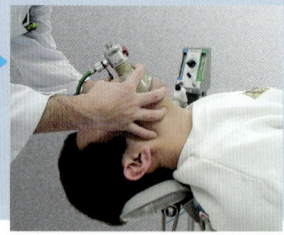

両手で下顎挙上とマスクの保持を行う．

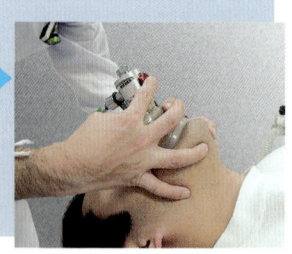

ディマンドバルブのボタンを押して人工呼吸を行う．

る窒息や重篤な誤嚥性肺炎の原因となる．胃の膨張がみられたときは，①下顎の挙上を確認する，②頭を少し横に向ける，③エアウェイを利用する，などの方法を試みる．また，胃内容物の逆流に備えて吸引器を用意する．

**口-鼻人工呼吸**

患者の口が開けられず，口-口人工呼吸ができないときに用いる方法で，あご先挙上法を行いながら，口唇を閉じ，患者の鼻を覆って行う．

**口-口鼻人工呼吸**

幼小児に対して人工呼吸を行うときは，患者の口と鼻を同時に口で覆って行う．幼小児の呼吸の特徴は，1回換気量が少なく，呼吸数が多いことで，人工呼吸を行うときも，胸が上がる程度の吹き込み量で，回数を多くする必要がある．

**自己膨張式蘇生バッグによる人工呼吸（バッグ・バルブ・マスク換気）**

AMBUバッグは吸気弁と呼気弁が付いた自己膨張式のバッグで，バッグを圧迫することでフェイスマスクあるいは気管チューブを介して人工呼吸ができる器具である．
フェイスマスクとAMBUバッグを使用するときは，片手で下顎挙上法による気道確保とマスクの顔面への密着を行い，他方の手でバッグを操作しなければならず，使用に際してはトレーニングを必要とする．しかし，口-口人工呼吸などよりはるかに疲労が少なく，酸素ボンベとつなぐことで高い濃度の酸素を与えることが可能である．また，気管挿管が行えるときは，気管チューブに直接接続することで，下顎挙上を行うことなく人工呼吸が可能である．
　人工呼吸を行っても胸が上がらないときは，気管内異物による閉塞と考え，輪状甲状靱帯穿刺や気管切開による気道の確保と人工呼吸を行わなければならない．

**ディマンドバルブを用いた人工呼吸**

酸素ボンベに接続して，自発呼吸のあるときには吸気に応じてバルブが開いて自動的に酸素を供給し，自発呼吸のないときは強制換気ができるバルブを，ディマンドバルブという．このバルブをマスクに装着することで，両手で気道確保とマスクの保持を行いながら純酸素による人工呼吸を行うことができる．

# 心臓マッサージ（胸骨圧迫）

◆総頸動脈の触れかた

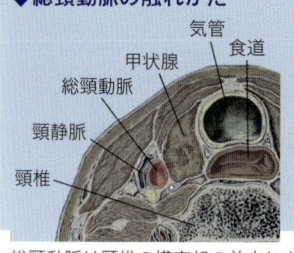

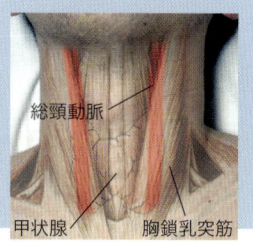

総頸動脈は頸椎の横突起の前方にあり，胸鎖乳突筋と気管の間に位置する．

示指と中指をそろえ，気管に沿って進めると，指先に拍動を触れる．

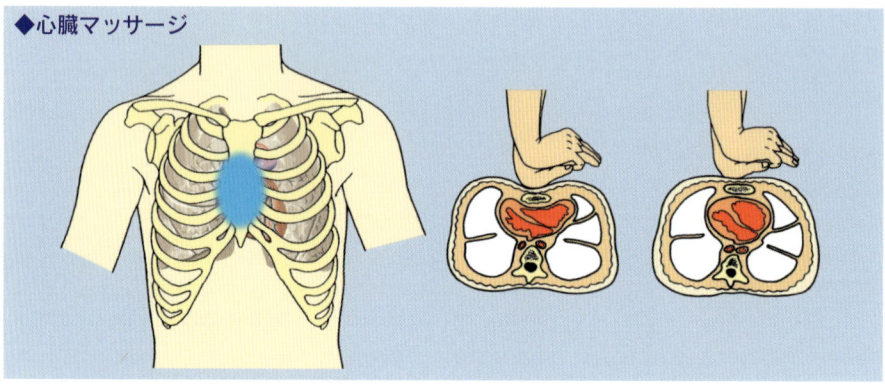

◆心臓マッサージ

圧迫する部位は，胸骨の下1/3（胸の真ん中）である．

胸骨を押し下げ，心臓を圧迫するとともに，胸腔内圧を高めることで心臓から血液を駆出する．

**心停止の診断**　血液循環は心臓のポンプ作用によって行われているが，心臓が停止していなくても，ポンプ作用によって生じる血圧が低いときは，脳に酸素は供給されない．心停止状態と脳に血流を供給できないほどの低血圧状態を含めて，臨床的な心停止とよんでいる．

　脳血流は頸動脈と椎骨動脈によって維持されている．皮膚の上から触れることのできる動脈は総頸動脈であり，およそ 40～50 mmHg まで血圧が低下すると拍動を触れることはできなくなる．総頸動脈の拍動が触れないとき，臨床的心停止と判断する．

　総頸動脈は，甲状軟骨と胸鎖乳突筋の間の深い位置にある．やせた患者では胸鎖乳突筋の上から拍動を触れることができるが，頸の太い患者でも，示指と中指をそろえて甲状軟骨に沿って奥に進めることで指先に拍動を触れることができる．

　心停止時には，瞳孔の散大や筋弛緩，チアノーゼなどの徴候が現れるが，心臓マッサージは，これらの徴候の現れるのを待つことなく，ただちに開始されなくてはならない．

　心停止の患者には，一刻も早い CPR（心肺蘇生法）の開始が必要である．自己心拍のある傷病者に対して胸骨圧迫を行ったとき，心室細動や心室頻拍などの致死的不整脈が誘発されたという報告はない．患者が刺激に反応しないとき，呼吸がなく，さらに脈拍が不明確あるいは確認に自信がないときは，心停止とみなして CPR を開始する．

**心臓マッサージ（胸骨圧迫）**　胸骨圧迫は，胸骨と脊椎で心臓をはさんで圧迫することで心臓から血液を駆出させる方法である．また，胸郭を圧迫することによる陽圧で胸腔の動脈内にある血液が押し出され，圧迫を解除したときに生じる陰圧によって静脈から心臓に血液を戻す効果がある．

**成人に対する心臓マッサージ**　成人に対する胸骨圧迫の手技は，「胸の真ん中」に両手掌を重ねて乗せ，肘を伸ばして垂直に，胸骨が 5 cm 以上沈むように，十分な強さで，リズミカルに，少なくとも 1 分間に 100 回圧迫する．圧迫を解除するときは，胸壁がもとの位置に戻るように完全に力を抜くが，手掌は胸から浮き上がらないようにする．

**幼少児に対する心臓マッサージ**　幼小児に対して胸骨圧迫を行うときは，片手のみ，あるいは両手の示指，中指，薬指を重ねて「胸の真ん中」に置き，胸の厚さの約 1/3 が沈む強さで，1 分間に少なくとも 100 回のテンポで圧迫する．

　実際の蘇生の場では，圧迫の深さが不十分であることが多く，また，疲労によって短時間で圧迫の深さが浅くなる．交代が可能なときは，疲労を感じていなくても 1～2 分を目

# 心臓マッサージ（胸骨圧迫）

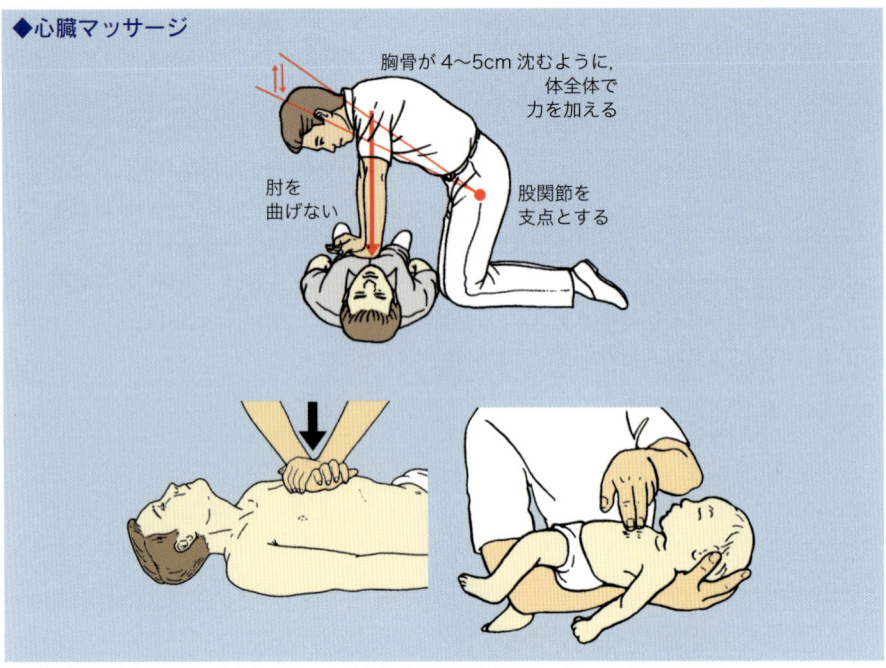

◆心臓マッサージ

臨床的心停止が確認できたときは，ただちに人工呼吸と心臓マッサージを交互に行う．
成人に対する心臓マッサージでは，両手掌を重ねて胸骨上に置き，胸骨が3〜5cm沈むように80〜100回/分，リズミカルに圧迫する．また，小児に対しては，指を重ね，回数を増やして行う．

◆心臓マッサージと人工呼吸

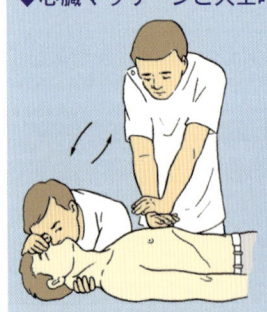

1人で心臓マッサージを行うときは，呼気吹込み法による人工呼吸を2回行う．80回/分くらいの速さで15回行う心臓マッサージと，人工呼吸を繰り返す．

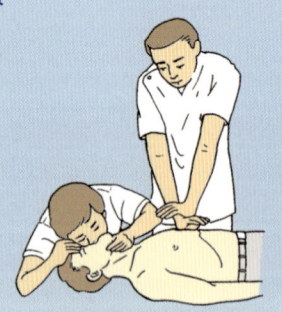

2人で心臓マッサージを行うときは，1人が呼気吹込み法を行い，もう1人が心臓マッサージを行う．
呼気吹込み法による人工呼吸を1回行い，心臓マッサージを5回繰り返す．

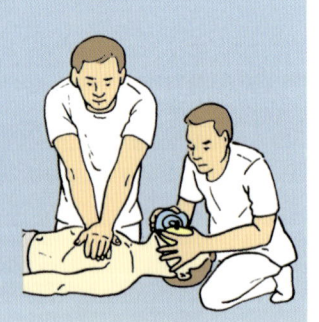

AMBUバッグを使用すると疲労も少なく，高濃度の酸素を吸入させることができる．

安に交代することが望ましい．交代は最小の時間ですませ，胸骨圧迫をできるだけ中断しないこと，1分間の圧迫回数が少なくとも100回となるようにすることが重要である．

**心臓マッサージと人工呼吸**

心臓マッサージは，人工呼吸によって酸素化した血液を循環させる方法である．胸骨圧迫を行うときは人工呼吸と交互に行う必要があり，救助者が1人であっても複数であっても，呼気吹込み法やバッグ・バルブ・マスク換気による人工呼吸2回，胸骨圧迫30回を繰り返す．そして，2分ごとに10秒以内で総頸動脈の触知を行い，触知が可能になるか，救助隊が到着するまでつづける．訓練を受けていない救助者や，人工呼吸の技術をもたない，気道確保と人工呼吸がうまく行えない，人工呼吸をする意思をもたないときには，胸骨圧迫のみによるCPR（ハンズオンリーCPR）を実施する．

心臓マッサージを効果的に行うには，胸骨圧迫によって患者の背中が沈まない場所で行う必要がある．水平にして低くしたユニット上でも心臓マッサージは可能であるが，ユニットが動いたり，背板が沈むようなときは，患者を床に降ろして行う．水平にしたユニット上で心臓マッサージを行うとき，背板の下に椅子を入れることで，ユニットの動きを抑えることができる．

**心臓マッサージの合併症**

胸骨圧迫の合併症には，①肋骨骨折，②肺損傷による気胸や血胸，③心タンポナーデ，④肝臓の損傷，⑤胃内容物の逆流などがある．とくに，肋骨骨折を起こすと胸腔内圧を高めることができない．肋骨骨折を防ぐためには，圧迫が胸骨のみにかかるように，手掌を正しく胸骨上に置かなければならない．

# 自動体外式除細動器（AED）

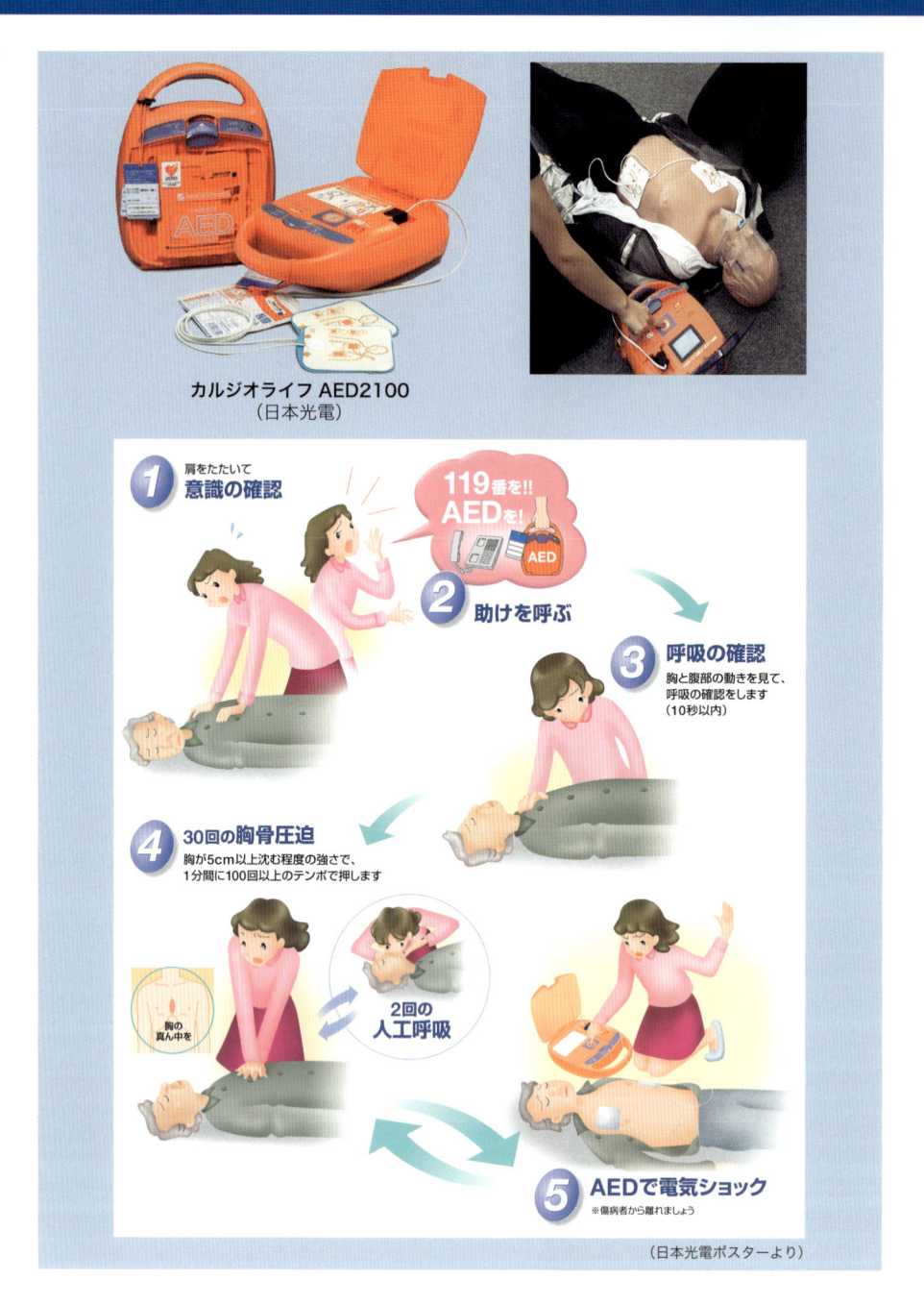

カルジオライフ AED2100
（日本光電）

1 肩をたたいて 意識の確認

2 助けを呼ぶ
119番を!!
AEDを!

3 呼吸の確認
胸と腹部の動きを見て、
呼吸の確認をします
（10秒以内）

4 30回の胸骨圧迫
胸が5cm以上沈む程度の強さで、
1分間に100回以上のテンポで押します

胸の真ん中を

2回の人工呼吸

5 AEDで電気ショック
※傷病者から離れましょう

（日本光電ポスターより）

自動体外式除細動器（AED）は，心電図の自動解析と電気ショックによって，致死的な不整脈である心室細動や心室頻拍を止め（電気的除細動），正常なリズムに戻すための医療機器である．AEDは，心電図を解析するコンピュータと通電用のバッテリーを内蔵する本体，胸に貼って心臓に通電するための電極パッドからなり，音声メッセージの指示に従って使用する．

　心臓突然死のなかで，とくに多いのは心室細動によるもので，発生した場合，できるだけ早く（3分以内が望ましい）除細動することが救命の鍵となる．「緊急性があり，医師がいないなどの条件をみたした場合には，一般市民が除細動を実施しても医師法違反とはならない」（2004年，厚生労働省）ことから，心停止患者に対するAEDの使用は，医療従事者ではない一般人でもできる一次救命処置に含まれる．

　AEDによる効果が期待できるのは，心室細動や脈の触れない心室頻拍だけで，心静止など，そのほかの心停止には無効である．また，電気ショック前に心筋が酸素化できていることが必要である．心停止が生じた直後には，AEDのみで蘇生できる可能性があるが，酸素化されていないときは，数分で除細動の効果は著しく低下する．効果を上げるためには，心停止をみつけてからの中断しない人工呼吸と心臓マッサージのあとに電気ショックを行うことがきわめて重要である．

　AEDは心電図の解析によって，有効な不整脈と無効な不整脈を判断し，必要なときだけ電気ショックを行う．心停止が疑われるときは，ただちにCPRを開始し，準備ができしだいAEDを装着することが推奨される．

#### AEDの使用方法

患者がCPR（心肺蘇生法）の必要な状況に陥ったとき，
1　心臓マッサージと人工呼吸によるCPRを始めるとともに，人を集め，緊急通報とAEDの手配を依頼する．
2　AEDが到着するまで脈拍を確認することなく，CPRをつづける．
3　できるだけCPRを中断せずに，AEDの音声メッセージに従って電極パッドを患者の右前胸部と左側胸部に貼る．
4　AEDの心電図解析が始まったら患者に触れない．
5　心電図解析によって電気ショックが必要なときは，AEDの音声メッセージに従って，ショックボタンを押して，電気ショックを行う．
　電気ショックを行ったあとは，脈や呼吸の確認をせず，ただちにCPRを再開する．
　電気ショックのあと，2分間（または5サイクル）のCPRを行い，再びAEDによる心電図解析を行う．
6　心電図解析によって電気ショックの必要ないときは，ただちにCPRを再開し，2分（または5サイクル）後に，再びAEDによる心電図解析を行う．

# 二次救命処置（ALS）

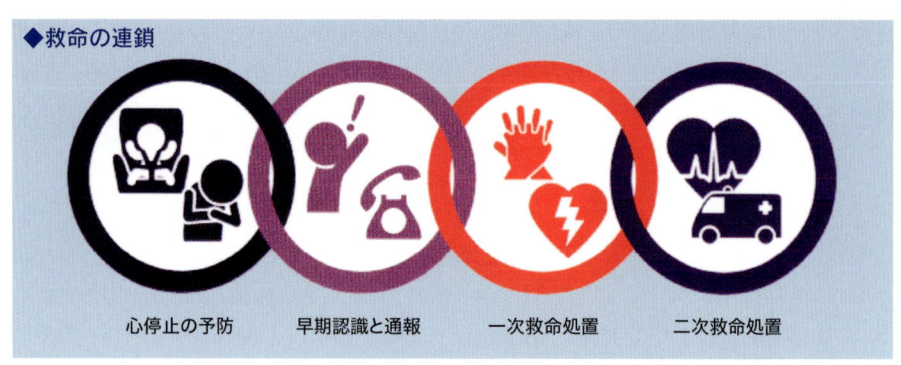

◆救命の連鎖

心停止の予防　　早期認識と通報　　一次救命処置　　二次救命処置

（神戸市消防局「救急車が来るまでに」より）

突然の心停止から救命し，社会復帰に導くために必要な一連の要素を，「救命の連鎖」という．
1　心停止の予防とは，早期に傷病の初期症状に気づき，心停止や呼吸停止を未然に防ぐ．
2　早期認識と通報は，突然倒れた人や反応のない人をみたら，心停止を疑い，大声で応援を呼び，救急通報（119番通報）を行って，AEDと蘇生器材をもった専門家や救急隊を依頼する．
3　呼吸と循環をサポートする一連の胸骨圧迫，人工呼吸によるCPR（心肺蘇生法），AEDによる一次救命処置（BLS）を行う．
4　BLSのみでは心拍が再開しない傷病者に対して行う薬物や医療機器を用いた二次救命処置（ALS）に引き継ぎ，社会復帰の可能性を高める．

気道の確保，人工呼吸，心臓マッサージ（胸骨圧迫），AEDの使用は，一次救命処置であり，救急蘇生の基本となる処置である．ふだん健康な患者が，気道閉塞を起こし，短時間のうちに原因が取り除かれたような場合には，一次救命処置のみで，呼吸，循環，全身状態に影響を残すことなく回復することもある．しかし，心停止をきたした患者に救命処置を行う場合の多くでは，循環の回復や中枢神経の保護を目的になんらかの薬物の投与や処置が必要となる．

**二次救命処置（ALS）**　一次救命処置につづいて投薬や処置を行い，呼吸循環の回復のみならず，中枢機能の回復を期待する治療を二次救命処置 advanced life support（ALS）とよんでいる．二次救命処置には，①一次救命処置，②補助的器具を用いた呼吸と循環の維持，③心電図モニターと電気的除細動，④静脈路の確保と救急薬の投与などが含まれる．今日の救急蘇生は，心肺機能の回復のみならず，中枢機能の回復を目標としている．

　歯科診療室での救急蘇生で要求される処置は，一次救命処置ならびに高次の医療施設に搬送するまで患者の呼吸，循環を保つための処置であり，歯科診療室には，これに必要な救急薬，モニター機器を常備しなければならない．

**救急薬**　歯科診療室での救命処置，ならびに歯科診療中の合併症に対する処置に必要な薬物と，二次救命処置に用いられる薬物をあげる（p.138，歯科診療室に常備すべき救急薬）．救急薬として用いられるのは，降圧薬，昇圧薬，冠拡張薬，抗不整脈薬，気管支拡張薬，抗ヒスタミン薬，副腎皮質ステロイド，アドレナリンなどである．これらの薬物は，急いで緊急事態に対処する必要があるときに用いるもので，ほとんどが静脈内投与を基本とする．

　なお，アドレナリンは，電気的除細動を行うときにきわめて有効な薬物であるが，心電図によって心静止あるいは振幅の小さい心室細動を確認したときのみに用い，これらが確認できないときは使用してはならない．

**電気的除細動**　臨床的心停止に対して，一次救命処置では心臓マッサージ（胸骨圧迫）を行って循環を維持するが，これのみで心拍の再開が得られないことが多い．このとき，救急施設で頻繁に用いられるのが，電気的除細動（電気ショック）である．二次救命処置での電気的除細動は，救命者による心電図の判読によって，心室細動や心室頻拍だけでなく，心房細動などにも用いられる．

　心停止には，心室細動のほかに高度の徐脈，心静止などが含まれるが，電気的除細動は心静止と心室細動が確認されたときに行われる．心静止あるいは振幅の小さな心室細動時

# 二次救命処置（ALS）

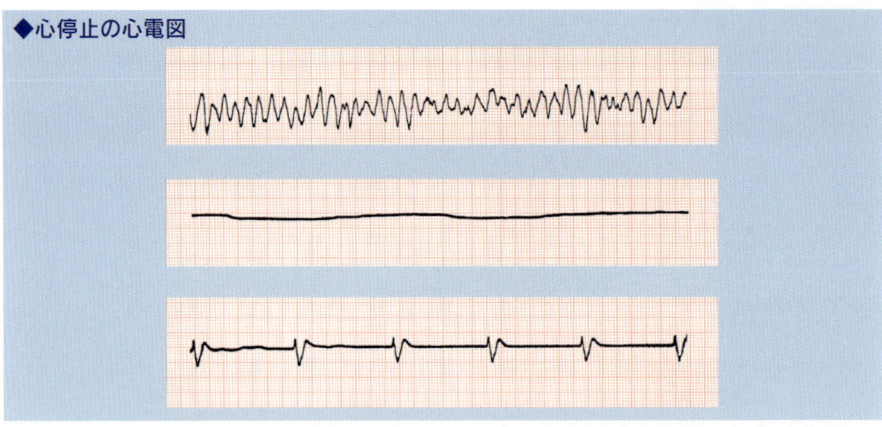

◆心停止の心電図

上から順に心室細動，心静止，高度の徐脈を示し，いずれも十分な心拍出量が得られず，心停止と診断される．電気的除細動の適応は心室細動である．

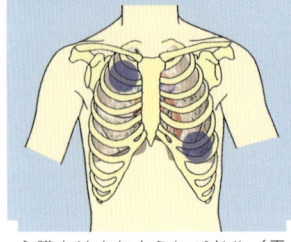

◆電気的除細動

心臓をはさむようにパドル（電極）を置く．

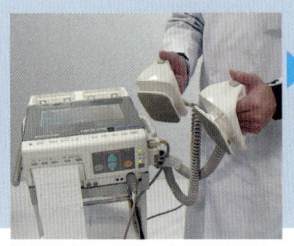

除細動器に付属の心電図電極でモニターする．パドルの接触面にはペーストを塗布する．

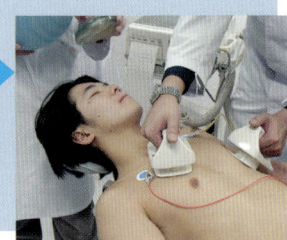

200〜300 Jで除細動を行う．

のアドレナリン投与は心筋の活動を亢進させる目的で行われ，大きな振幅の心室細動が生じる．このとき心筋の調律を合わせるために行われる心臓への通電が，電気的除細動である．

救命に必要な処置，薬物投与を行うためには，生体機能のどこに異常があるか，どのような状態かをモニタリングする必要がある．このモニタリングは，蘇生の最初の段階である一次救命処置から，高次の施設で行う治療まで継続する必要がある．

このとき必要とされる基本的なモニタリングには，①循環のモニターとして血圧，脈拍，心電図，②呼吸のモニターとしてチアノーゼの有無，酸素飽和度，③中枢神経系のモニターとして3-3-9度方式（JCS）による意識障害分類（バイタルサインの診かた一意識レベルの評価，p.26参照），瞳孔径などがあり，一次救命処置を行いながら，準備ができしだいモニター機器を付け，経過を追って処置内容とともに記録する．

救急蘇生を必要とする状況を原因からみると，まず，気道閉塞や呼吸抑制などの呼吸器系合併症が起こり，低酸素症の結果，心停止に陥る場合がほとんどであることが知られている．このことから，患者に異常が生じた場合のモニタリングの順序として，まず確認しなければならないのは呼吸状態であり，呼吸の異常がみられたときは躊躇することなく原因を探し，それに対処することが必要である．また，呼吸抑制が持続するときは循環障害，意識障害が必発するため，循環系・中枢神経系のモニタリングを行う必要がある．

歯科臨床の場において，患者が突然に心停止といった致死的合併症に結びつく症状を現すことはきわめてまれで，呼吸，循環，ほかの初発症状から重篤な症状に至るまでに一定の時間を要することがほとんどであろう．このことから，とくに全身的な合併症を有する患者や高齢の患者に対しては，歯科治療を始めるときから基本的な呼吸・循環系のモニタリングを行うことで，早い時期に診断，処置を開始することが可能で，重篤な状態になることを回避できる．

# 歯科診療室に常備すべき救急薬

| | 一般名（商品名） | 適応 | 副作用 | 薬量 | 使用法 |
|---|---|---|---|---|---|
| 昇圧薬 | エフェドリン（エフェドリン） | 血圧低下<br>血圧低下を伴う徐脈 | 高血圧，頻脈，不整脈 | 1アンプル<br>40 mg/1 mL | 9 mLの生理食塩水で希釈し，4 mg（1 mL）ずつ間歇的に静注あるいは10～20 mg（1/4～1/2アンプル）を筋注 |
| 昇圧薬 | フェニレフリン（ネオシネジン） | 血圧低下<br>発作性上室頻拍 | 高血圧，徐脈 | 1アンプル<br>1 mg/1 mL | 9 mLの生理食塩水で希釈し，0.1 mg（1 mL）ずつ間歇的に静注 |
| 降圧薬 | ニフェジピン（アダラート） | 高血圧<br>狭心症 | 低血圧，頻脈，頭痛 | 1カプセル<br>10 mg，5 mg | 10 mgを経口投与 |
| 降圧薬 | ペルジピン（ペルジピン） | 高血圧 | 低血圧，頻脈 | 1アンプル<br>2 mg/2 mL，10 mg/10 mL | 0.5 mg（0.5 mL）ずつ効果をみながら間歇的に静注 |
| 降圧薬 | ニトログリセリン（ミオコールスプレー） | 狭心症<br>高血圧 | 低血圧，頻脈，頭痛 | | 口腔内に1噴霧（0.3 mg）ずつ間歇投与 |
| 抗不整脈薬 | アトロピン（アトロピン） | 徐脈 | 頻脈 | 1アンプル<br>0.5 mg/1 mL | 0.5 mgを静注あるいは0.5～1.0 mgを筋注 |
| 抗不整脈薬 | リドカイン（キシロカイン） | 心室性不整脈 | | 1アンプル<br>100 mg/5 mL | 心電図上で心室性不整脈を確認したうえで，50 mg（2.5 mL）ずつ間歇的に静注 |

| | 一般名（商品名） | 適 応 | 副作用 | 薬 量 | 使用法 |
|---|---|---|---|---|---|
| 気管支拡張薬 | アミノフィリン（ネオフィリン） | 気管支喘息，喘息性（様）気管支炎，肺性心，うっ血性心不全，肺水腫，心臓喘息，閉塞性肺疾患における呼吸困難 | | 1アンプル250mg/10mL | 1回250mg，1日1〜2回生理食塩水または糖液に希釈して緩徐に静注．必要に応じて点滴静注 |
| 副腎皮質ステロイド | メチルプレドニゾロン（ソルメルコート，ソル・メドロール） | 気管支喘息，アナフィラキシーショック，アレルギー，副腎クリーゼ，その他 | | 1バイアル40mg，125mg，500mg，1,000mg | 125〜250mgを静注あるいは点滴静注 |
| 鎮静薬・抗痙攣薬 | ジアゼパム（セルシン，ホリゾン） | てんかん様重積状態における痙攣の抑制，不安，緊張 | 急性狭隅角緑内障，重症筋無力症には禁忌呼吸抑制，循環抑制 | 1アンプル10mg/2mL | 痙攣に対して初回10mgをできるだけ緩徐に静注または筋注．以後必要に応じて3〜4時間ごとに注射 |
| | ミダゾラム（ドルミカム） | 麻酔前投薬，全身麻酔の導入および維持，痙攣の抑制，不安，緊張 | 呼吸抑制，循環抑制 | 1アンプル10mg/2mL | 8mLの生理食塩水で希釈し，3〜5mg（3〜5mL）を緩徐に静注 |
| 抗アレルギー薬 | クロルフェニラミン（ポララミン） | 蕁麻疹，枯草熱，皮膚疾患に伴うそう痒，アレルギー性鼻炎，血管運動性鼻炎 | 眠気を催すことがある． | 1アンプル5mg/1mL | 1回5mgを1日11回皮下，筋肉内または静脈内注射 |
| | アドレナリン（エピペン） | 重篤なアレルギー症状（アナフィラキシー） | 動悸，頭痛，めまい，不安，振戦，過敏症状，吐き気・嘔吐，熱感，発汗など | 0.3mg，0.15mg | アドレナリン0.15mgまたは0.3mgを筋肉内注射する |
| | アドレナリン（ボスミン） | 急性低血圧またはショック時の補助治療心停止の補助治療 | 過度の血圧上昇，急性肺水腫，不整脈，心停止など | 1アンプル1mg/1mL | 1回0.2〜1mgを皮下注または筋注．蘇生などの緊急時には，1回0.25mgを超えない量を生理食塩水などで希釈し，ゆっくりと静注必要があれば5〜15分ごとに繰り返す． |

## 参考文献

1) 高杉嘉弘：歯科麻酔学サイドリーダー，学建書院，1999
2) 厚生省健康政策局指導課 監修：救急救命士標準テキスト，ヘルス出版，1992
3) 日本麻酔学会 ほか編：新しい心肺蘇生法指針 改訂第2版，克誠堂出版，1997
4) Gravenstein J. S. Paulus D. A.: Monitoring practice in clinical anesthesia, J. B. Lippincott Co., 1982
5) 上野文昭 ほか編：内科エマージェンシーと救急手技，*medicina*，27 (1)，医学書院，1990
6) 鈴木 太 監修：臨床に役立つ麻酔読本，日本醫事新報社，1993
7) 上條雍彦：口腔解剖学 第1巻 骨学，アナトーム社，1997
8) 上條雍彦：口腔解剖学 第2巻 筋学，アナトーム社，1997
9) 上條雍彦：口腔解剖学 第4巻 神経学，アナトーム社，1997
10) 森 於菟 ほか：解剖学 第1巻，金原出版，1998
11) 森 於菟 ほか：解剖学 第2巻，金原出版，1998
12) 森 於菟 ほか：解剖学 第3巻，金原出版，1998
13) 日本医薬情報センター 編：日本医薬品集，薬業時報社，1999
14) Medical Practice編集委員会 編：図解救急処置ガイド，文光堂，1993
15) 図解診療基本手技，*medicina*，29 (11)，医学書院，1992
16) Gaw-Gates G. A. E.: mandibular conduction anesthesia, A new technique using extraoral landmark, Oral Surg., 36 (3): 321-328, 1973
17) Levy T. P.: An assessment of the Gow-Gates mandibular block for third molar surgery, J. A. D. A., 103: 37-41, 1981
18) Malamed S. F.: Technique of mandibular anesthesia, Handbook of local anesthesia (3rd ed.), Mosby-Year Book, St. louis, 1990
19) Murphy T. R., Grundy E. M.: The inferior alveolar neurovascular bundle at the mandibular foramen, Dent. Practit., 41-48, 1969
20) 牧 雅保，高杉嘉弘，吉江 誠，古屋英毅：笑気吸入鎮静法における吸入笑気濃度と感覚変化について，日本歯科麻酔学会雑誌，23 (4)，1995
21) 上原 淳：局所麻酔薬に添加される血管収縮剤に関する研究―epinephrineおよびnorepinephrineの使用限界量―，日本歯科麻酔学会誌，4 (1)，1976
22) 佐々木 清：局所麻酔薬に添加される血管収縮薬に関する研究―本態性高血圧症患者におけるepinephrineの使用限界量―，日本歯科麻酔学会誌，7 (3)，1979
23) 古屋英毅 ほか編：歯科麻酔学，医歯薬出版，1997
24) 戸倉康之 編：ナース必携 注射マニュアル，エキスパートナース（増），小学館，1987
25) 斉藤一彦 ほか：下顎孔伝達麻酔の合併症に関する検討，日歯麻誌，20 (3): 514-520, 1992
26) Hans Evers & Glenn Haegerstam著，束理十三雄 監訳：図説歯科局所麻酔，南江堂，1983

27）束理十三雄：臨床歯科局所麻酔―歯科診療室における全身管理―，永末書店，1988
28）高杉嘉弘：歯科診療で知っておきたい全身疾患の知識と対応，学建書院，2013
29）2009年度合同研究班報告：心臓突然死の予知と予防法のガイドライン（2010年改訂版）
30）American Heart Association：AHA心肺蘇生と救急心血管治療のためのガイドライン（日本語版），シナジー，2012
31）日本蘇生協議会・日本救急医療財団：JRC蘇生ガイドライン2010，ヘルス出版，2011

# 索　引

AED ································· *132*
Akinosi 法 ··························· *56*
ALS ····························· *134, 135*
AMBU バッグ ······················ *126*
basic life support ··················· *115*
BLS ································· *115*
CPR ································ *133*
dead on arrival ····················· *115*
DOA ································ *115*
f 波 ································· *23*
GCS ······························ *26, 27*
Gow-Gates 法 ······················· *56*
Hackenbruch の菱形 ················· *55*
ST 上昇 ····························· *21*
ST 低下 ····························· *21*
tracheal tug ······················ *12, 117*
1 操作法 ·························· *59, 61*
2 操作法 ···························· *59*
3-3-9 度方式 ······················ *26, 27*
12 mm 注射針 ························ *65*

## あ

アドレナリン ·············· *47, 103, 109, 137*
　　　過敏症 ······················· *103*
アトロピン ·························· *101*
アナフィラキシー ················· *104, 105*
アナフィラキシーショック ············· *105*
アネキセート® ························ *84*
アミノ安息香酸エチル ················· *51*
アレルギー ·························· *105*
　　　分類 ·························· *104*
アレルゲン ·························· *105*

## い

異常 Q ······························ *21*
一次救命処置 ···················· *114, 115*

いびき ······························ *13*

## え

エフェドリン ························ *101*

## か

外因性カテコラミン ·················· *103*
下顎挙上法 ······················ *120, 121*
下顎孔 ························ *58, 61, 63*
下顎孔伝達麻酔 ··················· *57, 60*
下顎神経 ···························· *91*
過換気症候群 ···················· *106, 107*
過換気症状 ························· *107*
下歯槽神経 ······················· *57, 59*
下歯槽神経近位伝達麻酔法 ············ *64*
下歯槽神経伝達麻酔 ··············· *57, 111*
下歯槽神経麻痺 ······················ *63*
下歯槽動脈 ························· *111*
カテコラミン ························ *103*
カルパルスパズム ···················· *106*
眼神経 ······························ *91*
冠性 T ······························ *21*
顔面神経 ···························· *97*
顔面神経痙攣 ····················· *91, 97*
顔面神経麻痺 ························ *96*

## き

基準最高用量 ···················· *108, 109*
気道閉塞 ······················ *12, 13, 117*
救急蘇生 ··························· *113*
救急薬 ····························· *135*
胸骨圧迫 ······················· *128, 129*
狭心症 ····························· *21*
局所麻酔 ···························· *45*
局所麻酔薬中毒 ·················· *63, 108*
極量 ······························ *109*

143

虚血性心疾患 ································ 21

## く

口-口人工呼吸 ························ 124, 125
口-口鼻人工呼吸 ······················ 124, 127
口-鼻人工呼吸 ··························· 127
グラスゴー・コーマ・スケール ············ 26, 27

## け

経口エアウェイ ···························· 123
経鼻エアウェイ ···························· 123
経皮的酸素飽和度測定 ···················· 14, 15
血圧 ······································· 5
血圧計 ····································· 9
血圧測定法 ································· 11
減圧弁 ···································· 72

## こ

抗痙攣薬 ································· 111
高血圧患者 ······························· 103
抗原抗体反応 ····························· 105
後上歯槽枝 ································ 67
後上歯槽枝伝達麻酔 ···················· 66, 67
口笛不能 ································· 97
硬脈 ······································· 3
呼気吹込み法 ························· 124, 125
呼吸性不整脈 ······························· 3
骨膜下麻酔 ································ 53
コロトコフ音 ··························· 9, 10

## さ

三叉神経 ································· 90
三叉神経痛 ···························· 90, 91
　　仮性 ································· 91
　　真性 ································· 91
三叉神経麻痺 ·························· 94, 95
酸素解離曲線 ····························· 14
酸素飽和度 ······························· 15
酸素飽和度計 ··························· 4, 15
酸素ボンベ ································ 73

## し

ジアゼパム ···························· 83, 111
シーソー呼吸 ·························· 12, 117
歯科用局所麻酔薬 ······················ 46, 47
刺激伝導系 ································ 19
自己膨張式蘇生バッグ ····················· 127
歯根膜内麻酔 ······························ 55
歯槽孔 ··································· 67
歯槽孔伝達麻酔 ··························· 67
下歯槽神経麻痺 ··························· 95
自動血圧計 ······························ 5, 7
自動体外式除細動器 ······················ 132
ジャネッタ手術 ··························· 93
ジャパン・コーマ・スケール ············ 26, 27
周囲浸潤麻酔 ······························ 55
上顎結節 ································· 67
上顎結節伝達麻酔 ························· 67
上顎神経 ······························ 67, 91
笑気吸入鎮静器 ······················· 73, 75
笑気吸入鎮静法 ··························· 72
笑気濃度 ································· 75
笑気ボンベ ································ 73
小脈 ······································· 3
静脈確保 ································· 33
静脈注射 ································· 40
静脈内鎮静法 ·························· 80, 81
静脈内留置針 ·························· 33, 37
上腕動脈 ································· 2
助産婦様手 ······························ 106
徐脈 ································· 3, 101
心筋梗塞 ································· 21
神経性ショック ·························· 100
神経ブロック ····························· 93
人工呼吸 ································ 124
心室細動 ································ 135
心室性期外収縮 ····················· 3, 22, 23
浸潤麻酔 ······························ 52, 53
心静止 ·································· 135
心臓マッサージ ················· 128, 129, 131

144

心タンポナーデ·················131
心停止························129
心電図·····················16, 19
心肺蘇生法····················133
心拍···························3
心房細動·················3, 22, 23

## す

水銀···························9
スポーツ心臓···················3
スワンの第1点·················9
スワンの第4点·················9
スワンの第5点·················9

## せ

星状神経節ブロック·············95
精神鎮静法····················71
正中皮静脈····················31
生命徴候······················1
舌根沈下····················121
舌神経麻痺················63, 95
絶対性不整脈················3, 23
セルシン®····················83
セルフアスピレーションシリンジ···48
セントラルパイピング方式········73

## そ

総頸動脈··················2, 128
即時型アレルギー··············105
速脈···························3

## た

大脈···························3
炭酸ガス····················107

## ち

チアノーゼ················13, 129
遅延型アレルギー··············105
チック·······················97
遅脈···························3

聴診························24
聴診器··················9, 24, 25
チョークサイン············13, 117

## て

ディスポーザブル注射針·········49
ディマンドバルブ··········126, 127
テグレトール··················93
テトラカイン··················51
電気的除細動············133, 135

## と

橈骨動脈······················2
洞性不整脈····················3
橈側皮静脈····················31
頭部後屈-あご先挙上法·····120, 121
トラヘルパー············118, 119
トリガーポイント··············91

## な

内因性カテコラミン············103
内側翼突筋····················65
軟脈···························3

## に

二次救命処置············134, 135
二段脈························3
乳酸加リンゲル液···········33, 35

## の

ノルアドレナリン··············103

## は

バイスタンダー···············115
肺損傷······················131
バイタルサイン·················1
背部叩打法··············118, 119
ハイムリック法···············117
バッグ・バルブ・マスク換気····127
鼻カニューレ··················75

鼻マスク ····························· 75
パラベン ························ 47, 105
パルスオキシメーター ················ 15

## ひ

鼻唇溝消失 ·························· 97
非定型的顔面痛 ······················ 93
標準 12 誘導 ························ 17
表面麻酔 ···························· 50
表面麻酔薬 ·························· 50
頻脈 ································· 3

## ふ

フェリプレシン ················· 47, 103
副交感神経 ························ 101
腹部突き上げ法 ····················· 117
不整脈 ······························· 3
フルマゼニール ······················ 84
プロピトカイン ······················ 47
プロポフォール ······················ 87

## へ

ペインクリニック ···················· 89
ペースメーカー ·················· 22, 23
ヘモグロビン ························ 15
ベリルの徴候 ···················· 82, 83
ベル症状 ···························· 97
ヘルスケアプロバイダー ············ 115
ベル麻痺 ···························· 97

## ほ

ポケットマスク ····················· 124
ホリゾン® ·························· 83

## ま

末梢性顔面神経麻痺 ·················· 97
麻痺性兎眼 ·························· 97
マンシェット ······················ 5, 7

## み

ミダゾラム ·························· 85
脈圧 ································· 3
脈拍 ································· 3

## め

メピバカイン ························ 47

## も

モニター誘導 ························ 17

## ゆ

輸液剤 ····························· 35
輸液速度 ··························· 39

## よ

翼状針 ····························· 42
翼突下顎隙 ···················· 57, 65
翼突下顎静脈叢 ····················· 69
翼突下顎ヒダ ······················· 61

## り

リドカイン ················ 47, 51, 109
輪状甲状靱帯穿刺 ·················· 119

## ろ

肋骨骨折 ··························· 131

## 著者紹介

**高杉嘉弘**（たかすぎ　よしひろ）
歯学博士，日本歯科麻酔学会認定医，専門医

1978 年　日本歯科大学歯学部卒業
1986 年　日本歯科大学歯学部歯科麻酔学教室講師
2001 年　近畿大学医学部麻酔科学講座講師
　　　　現在に至る

## 著書

歯科診療で知っておきたい全身管理の知識と対応（学建書院）
歯科麻酔学サイドリーダー（学建書院）
歯科臨床医のための疼痛管理と全身管理の基本（学建書院）
日常臨床における全身管理の指針（住友雅人　共著）（デンタルフォーラム）
歯科麻酔マニュアル（東理十三雄　編）（南山堂）
有病者・高齢者歯科治療マニュアル（上田　裕　ほか編）（医歯薬出版）
臨床研修医のための鎮痛・鎮痛薬ハンドブック（奥田隆彦　ほか編）（真興交易）
最新ラリンジアルマスク（安本和正　編）（克誠堂出版）
麻酔実践テキスト（武田純三　ほか編）（南江堂）
手術に欠かせない臨床麻酔のスキル（古賀義久　編）（真興交易）　ほか多数

---

## 歯科診療で知っておきたい
## 疼痛管理と全身管理の基本

2013 年 6 月 15 日　第 1 版第 1 刷発行

|  |  |
|---|---|
| 著　者 | 高杉　嘉弘 |
| 発行者 | 木村　勝子 |
| 発行所 | 株式会社 学建書院 |

〒113-0033　東京都文京区本郷 2-13-13　本郷七番館 1F
　　　　　　　　　　　　　　TEL（03）3816-3888
　　　　　　　　　　　　　　FAX（03）3814-6679
　　　　　　　　　http://www.gakkenshoin.co.jp
　　　　　　　　　印刷製本　三報社印刷㈱

Ⓒ Yoshihiro Takasugi, 2013　[検印廃止]

JCOPY 〈㈳出版者著作権管理機構　委託出版物〉
本書の無断複写は著作権法上での例外を除き禁じられています．複写される場合は，そのつど事前に，㈳出版者著作権管理機構（電話 03-3513-6969，FAX 03-3513-6979）の許諾を得てください．

ISBN978-4-7624-0683-6

**姉妹編**

# 歯科診療で知っておきたい
# 全身疾患の知識と対応

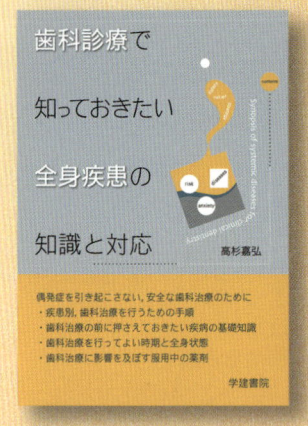

著 近畿大学医学部麻酔科学講座講師
日本歯科麻酔学会専門医　**高杉嘉弘**

■ 全身疾患患者の歯科治療のためのガイドブック
■ 知っておきたい患者管理のポイントと疾患の基礎知識

A5判/カラー/426頁
定価9,450円(本体9,000円＋税)
ISBN978-4-7624-0680-5

近年の医学の急速な進歩は，多くの全身疾患を抱える高齢者，また従来，治療が困難であった疾病に罹患している患者のQOLの向上に大きく寄与している．しかし，これらの患者に対して安全に歯科治療を行うためには，疾患について知るとともに，その治療についての十分な理解が必要であり，専門医との連携は欠かせない．
　今日，さまざまなルートで疾患についての情報を得ることができるが，全身疾患をもつ患者の歯科治療についてのガイドブックがあれば，日常臨床の場でのすみやかな対応が可能となる．
　本書は，**歯科臨床で出会う可能性のある全身疾患をもった患者が歯科診療室を受診したときの対応法，疾患についてのエビデンス，ガイドラインをもとにした知識**，さらに**疾患に関わる話題（基礎知識）**について多数収載した．日常診療に携わる歯科臨床医が，全身疾患をもった患者をみるときのガイドブックとして，臨床研修医，歯学生が全身疾患について学ぶためのテキストとして役立つ．

## 主要目次

**1 モニタリングの基本**
♣モニタリングの基本

**2 循環器疾患**
♣高血圧患者への対応
1 高血圧緊急症と切迫症
2 高血圧性脳症
3 脳卒中
4 二次性高血圧
♣虚血性心疾患患者への対応
1 狭心症
2 心筋梗塞
3 狭心症と急性心筋梗塞の症状
4 安定狭心症と急性冠症候群
♣不整脈をもつ患者への対応
1 不整脈の診断と検査
2 不整脈の種類
♣心臓弁膜症患者への対応
1 僧帽弁閉鎖不全症
2 僧帽弁狭窄症
3 大動脈弁閉鎖不全症
4 大動脈弁狭窄症
5 三尖弁閉鎖不全症
6 三尖弁狭窄症
7 肺動脈弁閉鎖不全症
8 肺動脈弁狭窄症
9 心臓弁膜症の検査
♣大動脈解離・大動脈瘤患者への対応

1 大動脈解離
2 大動脈瘤
♣心筋症患者への対応
1 特発性心筋症
2 特定心筋症
♣成人先天性心疾患患者への対応
1 非チアノーゼ性心疾患
2 チアノーゼ性心疾患

**3 代謝・内分泌疾患**
♣糖尿病患者への対応
1 糖尿病の種類
2 2糖尿病の診断
3 低血糖
4 高血糖性昏睡
5 糖尿病の慢性合併症
♣甲状腺疾患患者への対応
1 甲状腺機能亢進症
2 甲状腺機能低下症

**4 血液疾患・凝固異常**
♣血栓性疾患患者への対応
1 動脈血栓症
2 静脈血栓症
♣貧血患者への対応
1 鉄欠乏性貧血
2 巨赤芽球性貧血
3 再生不良性貧血
4 骨髄異形成症候群
5 続発性貧血
6 溶血性貧血
♣血小板減少症患者への対応

1 止血のメカニズム
2 血小板の形成
3 血小板の異常

**5 精神疾患**
♣精神疾患患者への対応
1 うつ病
2 統合失調症
3 不安障害
4 パニック障害
5 強迫性障害（強迫神経症）
6 外傷後ストレス障害(PTSD)，急性ストレス障害
7 認知症
8 適応障害
♣てんかん患者への対応
1 全般てんかん
2 局在関連性てんかん
3 てんかんの診断
4 てんかんの治療

**6 呼吸器疾患**
♣慢性閉塞性肺疾患(COPD)患者への対応
1 慢性肺気腫
2 慢性気管支炎
3 COPDの検査，診断，治療
♣気管支喘息患者への対応
1 気管支喘息の原因
2 気管支喘息の症状
3 気管支喘息の治療

**7 骨格・結合組織疾患**
♣膠原病患者への対応
1 関節リウマチ(RA)
2 全身性エリテマトーデス(SLE)
3 ベーチェット病
4 シェーグレン症候群

**8 腎疾患**
♣腎不全患者への対応
1 腎機能
2 腎不全の症状
3 腎不全の治療
4 腎移植

**9 脳血管障害・神経疾患**
♣脳卒中患者への対応
1 脳梗塞
2 脳出血
3 クモ膜下出血
♣神経・筋疾患患者への対応
1 神経変性疾患
2 免疫性神経疾患
3 その他の神経・筋疾患

**10 近位伝達麻酔法**
♣偶発症を起こさない近位伝達麻酔法による下歯槽神経伝達麻酔のすすめ

**対診書の書き方**

(2013年1月 発行)

学建書院